JN094113

5年生存率7%未満の

がんステージⅣを宣告された私が8年たっても元気な理由

泉水繁幸

YUSABUL

はじめに

「スキルス性胃がんステージⅣ」

私は、2013年6月にこんな病気を患ってしまいました。医師からは、この病気の「5年生存率は7％未満」であることを告げられたのです。

しかし、その時から8年が経過した現在も私は生きています。医師から告げられた「5年生存率」をクリアすることができました。

この8年間、定期的に検診を行っていますが、異常所見は1度もありません。

このことだけでも、がんにかかった方たちには奇跡的なことのように思われました。私の場合、更に奇跡的に思われているのは、「抗がん剤治療」を行わなかったことなのです。

一般的に「がん」イコール「抗がん剤」がセットになってしまっているように見受けられますが、私は「抗がん剤治療」を行いませんでした。しかし、その代わりに私は自分なりに「がん」と対峙してきました。

「なぜ抗がん剤治療を行わなかったのですか？」

「他に何かよい治療法でもあったのですか」


今まで数えきれないほど、このような質問をされてきました。では、私は「がん」に対して何を行ったのか？　まず「生きる」ことを目標に掲げました。

そして、「生きる」ために何をしたらよいのか？　それも「自分らしく生きる」ことを選択しました。

そのためにそれまでの「ライフスタイル」を変えてみたのです。「がん」になってしまった原因を自分なりに考えてみると、今までの「ライフスタイル」が一番の原因だったのでは？　と感じたからです。普段、なにげなく生活をしている中で「がん」になってしまう原因を自分自身が作ってしまっていたのだと。

がんを宣告された時、当たり前ですが、私はまだ死にたくありませんでした。「がん」であることを告げられた時、「どうして自分が？」

そう誰しもが思いますが、私もそうでした。

「これから、どうしたらよいのだろう？」

私は、死にたくない気持ちがとても強かったのだと思います。

今こうして生きていられるのも、この気持ちが強くあったからだったのかもしれません。

「検査結果が間違いであって欲しい」

その願いは叶いませんでした。自分ががん患者であるという現実に納得できない日々が続きました。

「がん」という「死」に直結している病気とどう対峙していけばいいのか？　「がん」であることを告げられて、このように思い悩むのは当たり前のことです。私も同じでした。

最善の治療は、どんな治療法なのか？　私は医師にすべてを任せるのではなく、自分自身でも治療法を模索しました。自分が患っている「スキルス性のがん」は、一体どんながんなのか？

調べた結果、医師から早急に手術を勧められた理由を理解し、最初の治療として「胃の全摘手術」を行いました。

手術後に医師から「目で見える範囲では、転移はありませんでしたよ」と伝えられました。しかし、手術後の生検の結果、「ステージⅣ」であることが判明したのです。この時、「5年生存率が7％未満である」ことを告げられました。

この現実に愕然とした後、私は、これまでの「ライフスタイル」を徹底的に見直し、改善することに決めたのです。

私が今までの「ライフスタイル」から、どのように今の「ライフスタイル」に変わっていったのか？　自分らしく生きる「ライフスタイル」とはどんなものなのか？　たくさんの方から質問されたことについて、余すことなく書かせていただきました。

「がん」という病気を告知されてしまうと多くの方（本人、家族、友人、知人までも）が絶望的な感情になってしまいます。

私が実践してきたことが、「がん」にかかっている方に、少しでも参考になってもらえることを願っています。

２０２１年６月　泉水繁幸

目次

第二章　私が行った食事療法

第三章　がんにかかった時のメンタルの重要性

装幀　米谷テツヤ
本文デザイン　白根美和

第一章

衝撃のがん告知から手術後に至るまで

突然のがん告知

2013年5月、48歳の時に私は突然の体調不良で倒れました。病院での検査の結果「胃がん」と診断され、早急に手術をするようにすすめられたのです。

「青天の霹靂」とはこんな時に使う言葉なのでしょうか？

愕然としました。

「がんの宣告」です。

聞いた瞬間、頭の中が真っ白になりました。

「がん？」

「自分が？」

「何で？」

「嘘でしょ？」

1度にこんな思いが頭の中を駆け巡りました。

当時、「がん」に対しての知識はほとんどありませんでしたが、認識していた「がん」

とは、こんな感じです。

「死に直結している病気」

「他人がなる病気であり、決して自分がなる病気ではない」

私は、しばらく現実を受け入れられない日々を過ごしました。しかし、ふと気づいたのです。ここで立ち止まっていても死を待つだけだと。

自分の病気を早く受け入れ、これから先をどのように「生きる」かを考えなければいけません。

つらい選択でしたが、まずは自分が「がん」であるということを受け入れるところから始めたのです。

なぜ自分が「がん」になってしまったのか？

「がん」とは、一体どんな病気なのか？　そして「がん」の治療法、これからの「生き方」についても考えました。

自分なりに考え抜いて、自分が納得できることをしていきながら、必ずがんを克服してみせよう。このように、私はがん克服への道を歩き始めたのです。

調べれば調べるほど絶望的な事実

まずは自分のがんがどのような種類のものなのか知らなくてはなりません。私は自分の病気について調べ始めました。

私が患った病名は「スキルス性の胃がん」、でした。

しかし最初の診断時に告知されたのは、「胃がん」ということだけです。その後「スキルス性の胃がん」であることを知らされたのですが、最初の告知時には、私はどんながんでも「がんはがん」というくらいにしか思っていませんでした。

難しい専門用語などは、よくわかりませんでしたが、自分なりに調べた結果、

●「がん」とは、自分の身体の中に存在している細胞であること。

●がん細胞と他の細胞との決定的な違いは、自身の脳からの指令で動く細胞と、動かない細胞であること。

●がん細胞は、自身の脳からの指令に従わず、好き勝手に独自の動きをしてしまう細胞

であること。

●がん細胞は、放っておくと知らず知らずのうちに身体を蝕んでいき、身体の機能を停止させ、最後は死に至らしめる、とても厄介な細胞であること。

要するに、自分の身体の細胞が好き勝手に身体中を動き回り、気が付かないうちに身体が蝕まれていき、最悪の結果として死を迎えてしまうというものでした。

そして、私がかかってしまった「スキルス性」のがんとは何なのか？　調べていくうちに、絶望的な気持ちになっていったのです。

このがんは、本当に厄介ながんでした。ネットや本などを調べれば調べるほど、がんの中でもっとも進行が早く、しかも次々に転移する本当にタチの悪いがんである事実が、私に重くのしかかってきました。

内視鏡検査でも見つけにくいがんであり、見つかったとしても、どこまで浸潤しているのかは、手術をしてみなければわからないということなのです。

たとえ手術をしたとしても、その時にがん細胞が他の箇所に転移していれば、その部位もすべて切除しなければならないということでした。

調べても、調べても前向きになれるような事実は何ひとつみつけることができません。

つまり、「スキルス性」のがんの最大の特徴は、「進行性で転移しやすく、見つかりにくいがん」であるということです。

国立がん研究センターのがん情報サービスでは、胃がんについてこのように紹介されています。

●胃がんとは？

胃がんは、胃の壁の内側をおおう粘膜の細胞が何らかの原因でがん細胞となり、無秩序にふえていくことにより発生します。

がんが大きくなるにしたがい、徐々に粘膜下層、固有筋層、漿膜へと外側に深く進んでいきます。がんがより深く進むと、漿膜の外側まで達して、近くにある大腸や膵臓にも広がっていきます。

このようにがんが周囲に広がっていくことを浸潤と言います。

胃がんでは、がん細胞がリンパ液や血液の流れに乗って、離れた臓器でとどまってふえる転移が起こることがあります。

また、漿膜の外側を越えて、おなかの中にがん細胞が散らばる腹膜播種が起こることがあります。

胃がんの中には、胃の壁を硬く厚くさせながら広がっていくタイプがあり、これをスキルス性胃がんと言います。

早期のスキルス性胃がんは内視鏡検査で見つけることが難しいことから、症状があらわれて見つかった時には進行していることが多く、治りにくいがんです。


本当に自分の身体の中に、こんながんが存在しているのか？　がんであることを受け入れようと誓った私でしたが、徐々にがんはそんなに甘くないということがわかってきました。

このがんを患った有名な人では、元フジテレビのアナウンサーだった逸見政孝さん、昔のアイドルだった堀江しのぶさんなどがおり、亡くなっています。

両人とも、進行性のがんなので、公表されてからそう永くはありませんでした。

模索した結果、選択した治療法

治すために、どんな治療法がいいのか？

私は当時、自然食などにこだわる生活をしており、当初はすべての治療を自然療法にしようと考えていました。治療法を決めるために自分でも調べるだけ調べ、知り合いの医師にも相談をしたのです。

その医師は、できるだけ「がんの3大医療」を行わない代替医療のがん治療では有名な方でした。

しかし、その医師からも「泉水さん、これは切るしかないね」と言われてしまいました。私は「どうしてですか？　先生は、切らなくても治しているじゃないですか」と問いただしました。医師の答えはこうでした。

「このがんは、スキルス性だからね。先に手術をしてから、その先の治療法を考えたほうがよいと思いますよ」

「スキルス性」のがんは進行が非常に早いので、まずは手術で病巣を取り除くことが最優先だというのです。

自然療法にこだわっていた私は悩みました。

しかし、代替療法で有名な医師にまで諭されて、私も「手術はやむなし」という考えに変わりました。

そうと決めたからには、できるだけ早く手術をしてもらいたい。すぐに手術をする病院を紹介していただき、診察の予約を入れました。

数日後に診察を受け、改めてこの病院で再度の検査を受けることになったのです。

ほどなく手術の日程が決まり、入院当日は妻に付き添ってもらって、一緒に病院に行きました。病院は家からは3時間ほどの場所です。

入院の手続きをすませたあと、病室に案内されました。病室は4人部屋の入口からすぐ右のベッドでした。

持ってきた荷物を整理して一段落したあと、待合ロビーで妻と今後についての話をしました。

しかし、この時点でも私には、『本当にがんなのか？』という気持ちがありました。自分が、がんであることを信じたくなかったのです。妻は私に心配かけないように、余計なことは言わないよう気を付けていたようです。

私が一番ショックで、信じられない気持ちでいることと、これから先の心配（自分と家族のことなど）をしていることがわかっていたのです。決して私には「大丈夫」とは言いませんでした。

心配する子供たちには私の居ないところで「パパは大丈夫だよ」と何度も諭し、そして、ただただ私に全面的に協力することを決めていたようです。

2人の娘たちは、当時15歳と11歳でした。子供ながらに「がん」がどういうものなのかは、薄々知っています。

家族はみな私と同じで、信じられない気持ちでしたが、私の居ないところで、3人でいろいろ何度も相談をしていたようです。

まずは、手術の成功をみんなで祈ること。

パパの前では、暗い表情を見せないこと。

パパに頼まれたことは、すぐにやること。

できるだけパパの負担にならないようにお手伝いをすること。等々を決めていたとあとになって聞いた時は、目頭が熱くなりました。そして、本当に家族には感謝しかありません。

待合ロビーで妻は「次は手術の日に来るからね。それまで頑張ってね」と励ましてくれました。私は、なぜかその言葉で落ち着きと勇気をもらった気がして「ありがとね！」と強く握手をしました。

入院、検査、手術——膨れ上がる不安と恐怖

いよいよ入院生活の始まりです。

初日の夜は、なかなか寝付けませんでした。今から思えば、やはりこの時は通常のメンタルではなかったのだと思います。

翌朝、看護師さんが検温に来た時に今後のスケジュールを聞きました。しばらくは、

検査、検査、検査です。朝からの検査は、休むことなく夕方まで続き、夕食時には、疲れ果てています。こんな感じで、検査だらけの日々は3日間続きました。

手術に向けての本格的な準備が始まると、不安が襲ってきます。

当然ですが、私がもっとも気になっていたのは生検の検査結果でした。間違いであってほしい、この期に及んでそんな気持ちがあったことも事実です。

願いも虚しく、検査の結果は、やはり「進行性のがん」で「スキルス性胃がん」ということでした。

「がん」が確定したことで、私の気持ちも「手術決定」ということで覚悟の気持ちが固まりました。

もう他人事ではありません。この事実を自分自身のこととして、早く受け入れ、考えを改めなければいけません。

この日、この時から手術へ向けての心と身体のケアを自分なりに行い、主治医とも今後について何度も打ち合わせをし、手術の概要を聞きました。

「今回の手術の内容としては、胃を全摘出することとなります」

「えっ、全摘ですか?」

「うん。やはり、そうなってしまいますね」

「胃は、少しも残せないんですか？」

「はい、ちょっと無理ですね」

「そうですか……」

「あとは、お腹を切ってからのことになりますが、もし最悪、他の部位に転移しているようでしたら、その部位も切除しなければなりません」

「……」

「ですので、この書類にサインをいただくことになります」

と書類を渡されました。

書類には、難しい言葉でいろいろと書かれていましたが、要約すると、

「胃を全摘出することの承諾と他の部位もやむを得ず、切除しなくてはならない場合もあり得る」

ということです。ショックしかありませんでした。

私は、主治医の説明を聞き、胃の全摘手術はやむなしと受け入れましたが、他の部位については手術をしてほしくありませんでした。その旨を主治医に伝えましたが、この

書類にサインをしなければ手術はできないとのこと。もう、サインをするしかありません。

私は「承知しました。よろしくお願いします」と、その書類にサインをしました。

これでもう完全に気持ちが吹っ切れました。清々しい気持ちにさえなったくらいです。まさに「まな板の上の鯉」です。

私は覚悟を決め、手術後について考えを集中するように気持ちを切り替えました。

神よ、この身体、御手にお任せします

ついに手術の日がやってきました。

当日は、朝から妻と兄夫婦が病院に来てくれました。

手術は午後1時30分から行う予定だったので、それまでは病室でみんなと雑談をしていたのを覚えています。しかし、私は「心ここにあらず」という感じでした。不安と恐

怖で、押しつぶされそうな状態だったのです。

午後1時を過ぎた頃、看護師さんが私を迎えにきました。

いよいよ「いざ出陣」です。これから、お腹を切りに行くのです。

「はぁ〜〜〜」

自然と深い、深いため息がでていました。

この時、ふと思い立ち、手術の前にお腹を写真に撮ってもらうことにしました。手術でメスが入る前のお腹の見納めです。後々、手術のビフォー&アフターとして比較できると思ったのです。

看護師さんには写真を撮り終わるまで待ってもらいました。そして、記念撮影が終わると急に病室の中が静かになりました。ついに、時が来てしまったのです。

私は家族を病室に残し、看護師さんと病室を出て、手術室に向かいました。手術を受ける場合、手術室には、一般患者が使用するエレベーターではなく、手術専用のエレベーターを使用します。エレベーターに乗り込むと手術室のある2階で止まり、ドアが開くと真正面に手術室がありました。

エレベーターを出ると、すぐに手術室の自動ドアが開き、中へ入ります。緊張で鼓動が早くなります。リアル手術室。肉眼で見る手術室は初めてでした。

今までにテレビや映画などでしか見たことがなかったので、このリアルな体験に心臓が破裂しそうなくらいにドキドキが激しくなってきました。生まれて初めてかも知れないくらい緊張して、何が何だかわからない状態です。

手術室に入るとすぐに手術台に乗せられました。最初に腰の辺りに注射の針のようなものを刺されます。

その後、肩に全身麻酔の注射をされ、手術台で横になりました。真上にある無影灯がとても眩しかったことを覚えています。

とその時、フッと私の脳裏にある場面が思い浮かんできました。それは、映画などでイエス・キリストが十字架上に貼り付けにされている場面でした。

イエス・キリストが十字架上で最後に言ったとされる言葉が私の脳裏に降りてきました。

「神よ、この身体、御手にお任せします」

一瞬のことでしたが、私は同じようにこの言葉を手術台の上で心から祈りました。

『神様、私のこの身体、御手にお任せします』と。

間もなくして、麻酔が効いて意識はなくなりました。

いまだかつて感じたことのない痛みと感謝

気が付いた時には手術は終わって集中治療室に移動していました。手術時間は約4時間半、無事に成功したようです。

私の意識が戻ったことを確認した看護師さんが、待機していた家族に伝えに行ってくれたようでした。すぐにみんなが来てくれました。そして、たくさんの励ましの声をかけてくれました。

うれしかったです。

とても、とても、うれしかったです。

『やった〜、生きている。無事に戻って来られたんだ』

私はこんなことを思いながら、家族の有難さやうれしさ、そして幸福感などを改めて深く感じることができました。

この時の経験によって、「愛」や「幸せ」についての意味が以前とは違うものになり、「本当に心からの感謝」を知ったのです。まさに心底です。


集中治療室で目覚めたあと、家族の顔を見て少し安心したのですが、しばらくすると切ったお腹の辺りがジンジンとしてきました。痛いのか？　熱いのか？　最初はよくわからない感じでしたが、とにかく同じ体勢でじっとしていられません。

しばらくすると、お腹を切ったところに焼けるような痛みです。あまりの痛さにナースコールのボタンを押して看護師さんを呼び、お腹の痛さを伝えたのでした。しかし看護師さんは、私の顔を見て
「うん、うん」

「そうだよね」

などと言って、何もしてくれずに立ち去ってしまうのです。

「？・？・？」

『何もしてくれないの？』

しかし、まったく痛みは和らぎません。我慢できずに、またナースコールをしました。すぐに先ほどと違う看護師さんが来てくれたのですが……。

この看護師さんは、

「ごめんね」

「頑張ってね」

など不思議な応答をしていましたが、やはり何の処置もしてくれません。このあと、次々と波のように痛みが襲ってきました。

このお腹の焼けるような痛み。いつまでこの状態が続くのか？　途切れることのないお腹の痛み。ず〜っと、永遠に続くのではと恐怖を感じるほどでした。

眠ることもできず、じっとしているのを我慢できずに、身体を左右に動かしてみたり、足をバタバタさせてみたりして、何とか痛みを誤魔化そうとするのですが、どうにもなりません。

私は手を合わせて『神よ、私をこの痛みからお救いください』と思わず祈っていました。本当にまじめに祈りましたが、ダメでした。まったく痛みは、和らぎません。

そのたびにナースコールをしましたが、来てくれる看護師さんたちは、みな同じような対応なのです。


『何で？』


結局、手術当日はこの状態のまま一睡もできずに集中治療室から一般病室に移されました。この時、病室の外が明るかったので、集中治療室で朝を迎えたのだと知りました。

手術前は4人の相部屋でしたが、手術後は個室にしてもらいました。

病室に移動してから、しばらくすると主治医が回診に来ました。お供の方々も含めて総勢6～7人だったと思いますが、その人数の多さにビックリしたことを覚えています。白衣を纏った方々で狭い病室がいっぱいになってしまいました。

主治医が聞きます。

「泉水さん、どうですか？」

「先生、お腹がもの凄く熱くて痛いんですが……」

「そうだよね。痛いよね。焼けるような痛みだよね、うん、うん、うん」

「先生、この痛みどうにかなりませんか？」

「う〜ん」

「痛み止めとか、もらえませんか？」

「う〜ん、実はね、手術中に泉水さんの血圧が下がり過ぎて、一旦手術を中断したんですよ。強い痛み止め使うと、どうしても血圧が下がっちゃうんですよ。なので、泉水さんには強い痛み止めが使えないんです。ごめんなさいね！」

「え〜っ、そうなんですか？」

「でも大丈夫ですよ、3日くらいすれば痛いのも治まってくると思いますよ。それまでの我慢だから、辛抱して頑張ってくださいね」

「？？？」

　私は愕然としました。

『これから、この痛みが3日間も続くのか？』

『その3日間の痛みのピークって、いつなんだろう？』

『今よりも痛みが酷くなるんだろうか？』

『この痛みが3日間続くってことは、一体いつ寝られるんだろうか？』

　手術後すぐに、こんな不安な気持ちになるなんて思ってもいなかったので、本当にもう、泣きたい気持ちになりました。

実際にこの激痛のおかげで、3日3晩、ほとんど寝ることができなかったのです。

手術後のこの激痛は、主治医の言っていた通りに3日目を過ぎたあたりから徐々に和らいできました。痛みの峠を越えたように思えてきて、気持ち的にも、身体的にも少しは落ち着いてきたのです。

しかし、思い出すのが嫌になるほど、手術後の3日間は本当にすさまじい激痛との戦いでした。手術は本当にもうこりごりです。

生きて、完全寛解を目指す！

手術後4日目までは食事もできず、点滴だけで栄養を補っていましたが、5日目から流動食が始まりました。

手術から1週間が過ぎた頃、診察室で主治医の検診を受けました。手術の際に摘出した胃を生検・病理検査した結果が届いたのです。その結果、ここで初めて「ステージⅣ」であることが判明します。

主治医も「ステージⅣ」は予想していなかったとのことで驚いていました。

私は動揺を隠せず、これから先のことを主治医に聞きました。すると主治医は5年生存率の説明を始めました。

私は「スキルス性のがん」がどんなものなのか？については調べていましたが、生存率についてまでは調べていませんでした。ステージについては、ⅠかⅡだろうとしか思っていませんでしたので、ステージⅣの生存率のことなど気にもしていなかったのです。

『手術をすれば治る』

そんな甘い考えでした。

そして、「5年生存率とは何ですか？」と尋ねたのです。

主治医は、言いました。

「5年生存率とは、がんの診察を受けてから5年後に生存している割合をがんの部位や症状別にとった統計です」

「私はどうなんですか？」と聞きました。すると主治医は、少し困ったような表情で、

「まぁ、あくまでも統計によることですが、泉水さんの場合はスキルス性の胃がんで、ステージがⅣということになってしまいましたので、この場合の5年生存率は7％未満ということになりますね」

と言うのです。

私は返事もできませんでした。

がんの治療でよく使われる指標として、がんの治療を始めた人の中で5年後に生存している人の割合を示す5年実測生存率は、公益財団法人がん研究振興財団の調査によると、胃がんでは平均して63・2％とあります。

そして、各ステージごとに見てみると、ステージⅠでは87・8％、ステージⅡでは62・0％、ステージⅢでは40・5％、ステージⅣでは7.2％となっています。

平均値やステージⅠからステージⅢまでの5年生存率は、全種類のがんの平均と同じくらいとされています。

それがステージⅣになると、5年生存率が極端に低くなるのが特徴です。

他のデータでは、ステージⅣの場合、5年生存率が5%を切るものもあり、7%未満というのが、一般的な数字のようです。

「スキルス性胃がん、ステージⅣ」
「5年生存率、7%未満」

とてもじゃありませんが、この結果を信じることなどできません。最初に「がん」を告げられた時と同じでした。

『本当に?』
『うそでしょ』

しかし、この時はなぜかすぐに、頭を切り替えることができたのです。
この病気になってしまったということは……。

『これから5年間、生きられるか、どうか?』

『この病気になった人で、5年間生き残った人は10%もいない』

『5年以内に90%以上の人が亡くなる』


大きなショックを受けた反面、不思議なくらい冷静な自分もいました。そのおかげでなぜか「5年以内に死ぬ」という最悪の事態におびえ続けずにすんだのです。むしろ、自分が死ぬとは微塵も思わず、「生きる」ことしか頭にありませんでした。

直感的に思いました。

『何とか生き抜いてやる』

『絶対に手術後5年の生存率7%未満の人になってみせる』


その時になぜ、そう思ったのか? わかりません。

ですが、「今だからこそ」振り返ると、私には明確な「目標」があったからなのだと思います。

私が自分の将来において、まだまだやりたいことや、やらなければならないことがあったからなのかもしれません。それを行うためには、最悪の想定はあり得ないと感覚的に思ったのでしょう。

しょせん数字は数字だ。自分が7％の人間になればいいじゃないか。そのために何をしたらよいのか？

それだけを考えました。

手術前に調べたところによると、どうもこの「がん」に100％正しい治療法はないようなのです。ならば私は、必死に自分が続けられる（信じられる）治療法を模索しよう。そう誓ったのでした。

私が選んだ治療法は延命治療ではなく、寛解を目標とした治療法でした。

私は「がん」とは生活習慣病だと考えています。

詳しくは後述しますが、がんを生活習慣病としてとらえると、術後の抗がん剤治療や放射線治療とは違う選択肢が見えてきます。ステージⅣにおける抗がん剤治療などが延命にしかつながらないのであれば、寛解を目指す私は違う治療法を選んだほうがよいということです。

まずは「5年生存率7%未満」という確率をどうしたら覆すことができるのか？　このことだけを集中的に考え、行動を始めました。

手術から8日目にお腹を縫い合わせていた糸を抜糸しました。手術前と同様に抜糸前のお腹の写真を撮ってもらいました。

撮影後に、お腹の様子を写真で見たのですが、物々しい傷跡に驚き、改めて『やっぱりお腹を切ったんだな～』と、感慨にふけったことを思い出します。

その後、看護師さんに手際よくパチパチと抜糸してもらいました。主治医は抜糸後の様子を見て、「縫ったところもキレイですね。手術後の回復も順調ですよ」とニコニコされていましたが、確かに抜糸後は、お腹のツッパリ感が減り、身体の動きも楽になりました。

夕方に看護師さんから、「泉水さん、手術後の回復が順調だと先生からの太鼓判をいただいていますので、明日からお風呂に入れるようになりますが、どうなさいますか？」と聞かれました。

私は「もう、お風呂に入れるんですか？　それでしたら、すぐにでも入りたいです」と即答です。入浴ができるようになってからは1日のサイクルも変わり、とても快適な入院生活に変わりました。

そんな入院生活の終わりを迎えたのは入院してから18日目です。ついに、待ちに待った退院の日がやってきたのです。

この日は、妻が朝から病院に来てくれました。妻に退院の手続きや身支度をしてもらい、私はお世話になった方々に退院の挨拶回りに行ったのですが、たくさんの方々から励ましの言葉をかけていただき、柄にもなく感極まって泣きそうになりました。

やはり、何日も昼夜を共にすると情が湧いてくるものです。少し寂しい気持ちを抱えながら、お世話になった皆さんに見送られ病院をあとにしたのでした。

強い覚悟と意志を持って決意した瞬間

病院の皆さんと別れて、外に出て思いきり深呼吸をしました。この時の外の空気の美味しさが忘れられません。こんなに美味しいものとは思いもしませんでした。

病院を出てからは、寄り道もせずに電車とバスを乗り継ぎながら、自宅に直行しました。

久しぶりの我が家。入院のため家を出てから、待ちに待った瞬間でした。

「ただいま〜」と玄関を開けると子供たちが大きな声で
「お帰り〜！」と駆け寄ってきました。

「パパ、退院おめでとう！」

「やっと帰って来られたね！」

「ゆっくり休んでね！」

などとねぎらいの言葉を浴びてもう、泣きそうです。

このあと、久しぶりに居間でゆっくりと一家団欒の時を過ごしました。何とも言えない幸福感を感じたのを覚えています。

しかし、同時に
『これから本格的にがんサバイバーとしての生活が始まるんだ』

という覚悟を決めた日でもあります。この先については決して楽な生活ではありませんが、私の「生きるための生活」をやり抜こうと改めて、強い覚悟と意志を持って決意した瞬間でもありました。

頭の中では先々のいろいろな思いがグルグルと駆け巡っていました。しかし、それはそれで、また1人になった時にじっくり考えることにして、それよりも今は久しぶりの家族との時間を楽しもうと気持ちを切り替えたのです。

私がイメージしたがん治療は、至ってシンプルなものです。

とにかく「がん細胞」を好き勝手させないように抑え込むこと。どうしたら「がん細胞」をおとなしくさせることができるのか？

自分のやりたいことや趣味などはあと回しにしてでも、まずは「5年の生存」を最優先する、私の寛解に向けての生活がいよいよ始まりました。

納得のできる治療法を選ぶ！

まず、目標を明確にしました。当面の目標は「5年生存」をクリアすることです。

がんを宣告されてから手術後、退院するまでの間にがんの治療法について調べ、短い時間でしたが、自分なりに納得できる治療法をいくつか見つけておきました。

そして、それを実践し、今現在に至ります。私がどんながん治療を行ったのか、最初の治療である手術も含めて簡単にその経緯を説明しましょう。


最初の治療として前文にあるように「胃の全摘手術」を行いました。手術後に行った生検の検査結果は、ステージⅣでした。

病理組織検査報告書のコメントには、こうありました。

「胃上部小弯全壁に4型の進行癌病変が観られます。光顕ではpor2の組織像を呈するgastric carcinomaが認められ、漿膜面より露出するとともに、小範囲にて、腹膜播種を示しています」


この結果を受けて「5年生存率7%未満」の告知をされ、手術後の治療として、主治医からは「抗がん剤治療」を勧められました。

これが現代医学における、ごくごく一般的な「がん治療」です。この治療をほとんどの「がん患者」が受けています。しかし、私は抗がん剤治療を行いませんでした。ステー

病理組織検査報告書　1/2 ページ

病理組織検査報告書	病理番号	PCL 13-B-0085912	

BML病院コード	[redacted]	病院名	[redacted]病院	オーダー種	Q	オーダーNo	57911	

依頼日	2013-06-05	採取日	2013-06-05	材料名	胃				
患者名（患者ID）	センスイ シゲユキ 泉水　繁幸 （128902）	性別	男	生年月日	1964-10-03	年齢	48歳	再検フラグ	初検
診療科		オーダー医	[redacted]	入院・外来	外来	病棟			

患者結果情報　最終報告

臨床診断	胃癌
病理組織診断	Poorly differentiated adenocarcinoma (por1), gastric bx (Group 5)
病理組織所見	胃生検 4 個 #1-4: 比較的一様な核をもつ低分化な adenocarcinoma がほぼ無構造に増殖する poorly differentiated adenocarcinoma (por1), mm in #3 #1 では ulcer bed の肉芽組織の中に認められる. #2-4 では lamina propria に密に配列する．印環細胞様細胞も含まれる. 好中球を含む中等度の炎症性細胞浸潤をともなう. noncarcinomatous mucosa が #2-4 にみられる.　fundic glands in #3 intestinal metaplasia in #2, 4. Paneth cells in #4 Helicobacter pylori は認められない. advanced carcinoma と考えられます. 【ﾍﾘｺﾊﾞｸﾀｰﾋﾟﾛﾘ判定】ギムザ : ①(-) ②(-) ③(-) ④(-)

病理組織検査報告書　[redacted]

病理組織検査報告書	病理番号	PCL 13-T-0000587	

BML病院コード	[redacted]	病院名	[redacted]病院	オーダー種	Q	オーダーNo	58137	

依頼日	2013-06-19	採取日	2013-06-19	材料名	リンパ節　食道　胃				
患者名（患者ID）	センスイ シゲユキ 泉水　繁幸 （128902）	性別	男	生年月日	1964-10-03	年齢	48歳	再検フラグ	初検
診療科	消化器	オーダー医	[redacted]	入院・外来	入院	病棟			

患者結果情報　最終報告

臨床診断	胃癌
病理組織診断	advanced gastric carcinoma: type4, por2, pT4a(SE), pPM0, pDM0, pR0, pN0, pP1 (M1 PER), pStgaeⅣ
病理組織所見	胃癌取り扱い規約14版 診断名: advanced gastric carcinoma 組織型: poorly differentiated adenocarcinoma, non-solid type (por2) 占拠部位: U,Less,Ant (胃上部小弯前壁) 肉眼分類: type 4 大きさ(標本上): 61 X 38 X 5 mm 深達度: pT4a (SE) 切除断端: pPM0(別提出食道断端を含む), pDM0, pR0 浸潤形式: INFc　脈管侵襲: ly1, v0　間質成分 : scirrhous リンパ節転移: pN0 #1 0／8, #2 0／0, #3 0／4, #4sa 0／4, #4sb 0／1, #4d 0／0, #5 0／0, #6 0／4, #7 0／4, #8a 0／5, #11p 0／1 腹膜転移: pP1 (M1 PER) Cy X Stage: Ⅳ コメント: 胃上部小弯前壁に 4型の進行癌病変が観られます. 光顕では por2 の組織像を呈する gastric carcinoma が認められ, 漿膜面より露出するとともに, 小範囲にて, 腹膜播種を示しています.

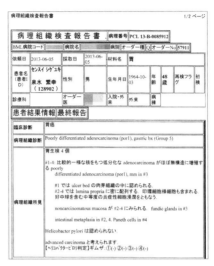

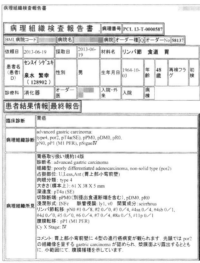

ジⅣのがん患者が抗がん剤治療を受けて、多少は延命したとしても、私が目指す寛解に至るとは思えなかったからです。

また抗がん剤治療による副作用のリスクが大きいことは、以前、2人の叔父たちの姿を目の当たりにしていたので、元々抵抗がありました。

私は父の弟である、2人の叔父を胃がんで亡くしています。叔父は一般的な治療法として手術でがんの部分を摘出し、手術後に抗がん剤治療を行いました。しばらくすると、髪の毛も眉毛も抜け落ちてしまったのを覚えています。

その姿は、元気な頃の叔父にはほど遠く、どう見ても「重病人」のようで、まったく生気がありませんでした。

あとで、その理由を聞き、そうなるのが当たり前であることを知りました。副作用はそれだけではなく、吐き気などもあり、とても辛かったようです。

「もう、抗がん剤はやりたくない」

これが1人目の叔父から聞いた生の声でした。

その時は、抗がん剤による副作用のことなど知らなかったので、『何でこんなになってしまったんだ？』と動揺しました。

2人目の叔父も、ほぼ同じような経緯をたどりました。その時にこんなことを思ったのです。

『抗がん剤は怖いもの』

そして、疑問に思いました。

『薬でこんなにも人が変わってしまうものなのか？』

『抗がん剤って、一体どんな薬なのだろう？』

このような経緯から、自らがん治療を受けなくてはならなくなった時に「抗がん剤」というものを自分なりに調べました。

驚いたことに「抗がん剤」という名称の薬は、存在していなかったのです。がん医療としてがん細胞を阻害するための薬を「抗がん剤」と称していただけのことでした。

「抗がん剤治療」は「化学療法」とも呼ばれていて、悪性の細胞（がん細胞）の増殖・がんの進行を抑えるとのことでした。しかし「抗がん剤」は、がん細胞だけでなく、正常な細胞にもダメージを与えてしまう薬だったのです。

その結果、個人差はあるもののほぼ必ず副作用が起きてしまうようです。

「抗がん剤」の作用機序としては、ＤＮＡ合成阻害、細胞分裂阻害、ＤＮＡ損傷、代謝拮抗、栄養阻害などがあるようです。「抗がん剤」という薬は「細胞を阻害する」ものであることがわかります。
「抗がん剤」と称しているものは、「細胞を殺す薬」であること。その「細胞を殺す」薬は、がん細胞だけではなく正常な細胞も殺してしまうこと。そして、その影響として副作用が起きてしまうこと。

これが、私が「抗がん剤」を調べてわかったことです。

ただ、私は決して「抗がん剤治療」を全面的に否定しているわけではありません。「抗がん剤治療」を行って、よくなっている人もたくさんいます。
私の知り合いにも、検査の結果がんの腫瘍が大きく、そのままでは手術ができないので、「抗がん剤治療」を行い、手術ができるくらいに腫瘍を小さくして、無事に手術を行った人もいます。

しかし私の場合は、まず手術を行い、胃を全摘して、見える範囲のがん細胞は取り除いてもらいました。腹膜播種は起こしていましたが、目に見えない程度だったので、腫瘍を小さくする必要はありません。新たにがん細胞が発生しないようにすることが、もっとも肝心なことでした。

そこで私は、抗がん剤治療は行わずに、自分が納得できる治療として自然療法に取り組み始めたのです。

具体的には、「独自の食事法（自然食）とメンタルトレーニング」です。

この2つの治療法を選んだ理由として詳しくは後述しますが、目指す目的は自分の身体を内面から強くして、「がん細胞」を抑え込むことにあったからです。

そのため、自分なりにこだわった「がんにならないための食生活」を徹底的に行い、毎日を楽しく、ハッピーに過ごすためのメンタルトレーニングを行いました。

私が行ったことの大半は「西洋医学的に証明」されているわけではありません。しかし、世界中の学者が研究に取り組み、統計学的なエビデンスがあることも事実です。

そして、その治療を行い、結果的に「術後の5年生存率7％未満」の壁を見事にクリアすることができました。また高額な抗がん剤治療を行いませんでしたので、治療費もかなり安くすみ、少なくとも私にとってはメリットばかりでした。

結果的に、心にも身体にもお財布にも優しい治療法であったと思っています。

勇気をもらった偉人の言葉

ここで、私が非常に影響を受け、かつ現代医学の礎を築いた偉大な人物を紹介させてください。

その名を「ヒポクラテス」と言います。

ヒポクラテスは、古代ギリシャ時代（紀元前460～357年）の医師で、病気とは自然に発生するものであって、超自然的な力（迷信、呪術）や神々の仕業ではないと考えた最初の人物とされています。

それまでの呪術や占いなどに頼っていた医療を臓器や症状別に分類して、医学を確立した人物なのです。その後の西洋医学に大きな影響を与えたことから、「医学の父」「医聖」「疫学の祖」などと呼ばれました。

この偉大なる人物が残し、伝えた名言、格言は数えきれないほどありますが、その数々の言葉の中から、私が影響を受けたものを少しだけご紹介したいと思います。


「汝の食事を薬とし、汝の薬は食事とせよ」

「満腹が原因の病気は、空腹によって治る」

「月に1度断食をすれば、病気にならない」

「人は自然から遠ざかるほど、病気に近づく」

「病気は、食事療法と運動によって治療できる」

「食べ物で治せない病気は、医者でも治せない」

「人は誰でも、身体の中に百人の名医を持っている」

「私たちの内にある自然治癒力こそ真に病を治すものである」

「心に起きることはすべて体に影響し、体に起きることもまた心に影響する」

「食べ物について知らない人が、どうして人の病気について理解できようか」

「人が、ありのままの自然体で自然の中で生活をすれば、120歳まで生きられる」

「病人に食べさせると、病気を養う事になる。一方、食事を与えなければ病気は早く治る」

「病気は自らの力をもって自然に治すものであり、医者はこれを手助けするものである」

何とも素晴らしい言葉ばかりです。

特に太字にしてある言葉に私は、非常に影響を受けました。同様にこれらの言葉に影響を受けている医学者も世界には数多く存在します。

私はこの言葉こそが真実なのだと感じ、自然療法を行う決意をしたのです。

偉大なヒポクラテスが書き残した文献は、エジプトの図書館に保存され、何世紀にもわたり人々に読み継がれてきました。私は、そんな「医学の父」の尊い言葉を現代医学の世界でも、もっと取り入れてほしいと願っています。

「汝の食事を薬とし、汝の薬は食事とせよ」

「医師が病を治すのではなく、身体が病を治す」

中でもこの2つの言葉は、私が最も影響を受けた言葉です。

この言葉の影響で、毎日の食べ物を薬とする。そして、自分の身体を強くする。

まずは、人の身体に合う（よい）物を食べること、身体の免疫力を高めることで、この難局を乗り切ることを誓ったのでした。
身体を強くするために、私が実際に行った（今でも行っている）食事の基本は、玄米菜食と発酵食です。この日本の伝統的な「食」が、私の身体を本当に強くしてくれました。

生きる、ではなく「生き抜く」!!

加えて、「がん」を抑え込むためのもう1つの柱は、メンタルトレーニングでした。
これは、私なりの「独自のメンタルトレーニング」です。

体調を崩した時。
病院でがんの宣告を受けた時。
手術の時。
入院をしている時。
手術後に5年生存率（7％未満）を告知された時。

どうしようもなく気持ちが落ち込みました。気持ちが落ち込むと免疫力まで落ちるというのはよく知られた話です。

この他にも、気持ちが落ち込んだ時には、それをどうしたらよいのか？　それをどうクリアすればよいのか？

私が自分で悩み、考え抜いて出した答えは、

「すべてにポジティブであれ」

でした。

ただ根拠なく、「前向きに考える」こととは違います。具体的には、常に目標、目的を持って毎日を過ごすこと。悩む暇もないほど、目標に向かって前へ進むこと。

言葉で言うのは簡単ですが、実際にそれを行うとなるとそうそう簡単ではありませんでした。５年生存率７％未満の不安は常に襲ってきます。

そのたびに私は目標を思い出しました。

それは「生き抜く」と決めたこと。

そして「病は気から」など、私が信じたことわざを実践すること。

すべての病気に対しては、気の持ちようがとても大事なのだということを私自身が証明すること。

これらを実践していくにつれ、私は「病気は身体からのメッセージ」なのだと思うようになりました。

「身体からのメッセージ」をどう自分なりに受け取るのか？

今はその受け取り方次第で、これから先の人生も変えられると思っています。

現在、手術後9年目を迎えて振り返ってみれば、私が行ったがん治療は、私にとってベストな治療法だったのだろうと思います。

結果として今もこうして「生きている」のですから。

手術後に「抗がん剤治療」を行わなかったことでの最も大きなメリットは、薬の副作用（一般的に苦しむ方が多い）を経験せずにすんだことでした。

一般的にステージⅣのがん患者は、複数の抗がん剤を経験することになります。中には高額な「抗がん剤」もあります。また治療が長期にわたることも多いです。しかし私の場合はその治療費が0円でしたので、医療費をかなり抑えられる結果になりました。

大体ですが、治療費は年間に5万円以内で収まっています。手術の時以外は高額医療費制度すら利用していません。

第2章以降、私が具体的に行った「食事法」と「メンタルトレーニング」、そして、家族への思いや自分自身の変化をご紹介したいと思います。

第二章

私が行った食事療法

健康マニアの健康であるという思い込み

私は、ある日突然体調の変調をきたし、がんであることが発覚しました。2013年5月15日深夜の出来事です。就寝中の深夜に突然の腹痛で目が覚めました。

「こんな夜中に何なんだろう？」と思いながらトイレへ。

軽い下痢状態でしたが、排便後はスッキリし、日常的に起こる軽い腹痛（消化不良）くらいにしか思いませんでした。しかしその時に、何気なくのぞいた便器の中を見てビックリしました。

私が排出した物で便器の中が真っ黒になっていたのです。

『？？？　何だ、これは？』

それを見て一瞬固まりました。

しかし、その時は『デトックス効果かな？』と軽く考えただけでした。というのも、私は数年前から健康に気遣い、月に1度は身体のデトックスをしていたのです。断食やファスティングのように、その日1日を水やハーブティーだけで過ごす方法です。飲む量は最低でも2リットル。たくさん飲んで、たくさんの尿を出すという、極めてシンプルなデトックス法でした。

デトックスを行った日の夜は、空腹感が襲ってくる前にできるだけ早く就寝します。そして翌朝を迎えるのですが、この時の目覚めは心も身体もスッキリ爽快です。デトックス効果で何とも心地のよい朝を迎えられるのです。

このように毎月行っていたデトックスの日の数日後に、この深夜の出来事が起こりました。私は「この黒い便はきっと身体の中の不要物（悪い物）が、デトックス（排出&解毒）効果で排出されたのだ」と勝手に楽観的な思い込みをしていました。なので、一瞬驚いたあとは体調不良というよりも、むしろ気持ち的には、とてもスッキリとした感覚だったかもしれません。

これが体調の異変であるということなどまったく思いもしませんでした。

実はこの黒い便が身体からの黄色信号を伝えるメッセージだったのです。それから、3日後の深夜に同じ事が起こりました。

前回と同じように腹痛で目が覚め、『またか？』と思いながらトイレに向かい、排便後、便器の中を見てみると同じように下痢状態の真黒な便です。前回とまったく同様でした。

『これは、ちょっと変だぞ。何なんだろう?』

『こんなことが続けて起こるって、ちょっとおかしいぞ』

しかし今回は、身体からのメッセージが完全に「赤信号」でした。

排便が終わり、トイレを出ようと立ち上がった瞬間、フワッと気を失うようにして、その場に倒れ込んでしまいました。かすかに意識はありましたが、全身の力が抜けて動けません。

頭の中は軽いパニック状態です。

『何で倒れているのか?』

『一体、何が起きているのか?』

『自分が、どうなってしまうのか?』

状況が理解できませんでした。

そうしている間に気が付くと全身から汗が吹き出していました。肌着のシャツが濡れているのがわかるくらいの量です。

その直後にもの凄い寒気が襲ってきました。そして口の中がパサパサになり、脱水症状が起きていました。倒れてから、ほんの2～3分の出来事です。

『これは何なんだ？』

『マズイぞ』

『どうなってしまうんだろう？』

『何とかしなければ』

その時、何とパジャマのポケットに携帯電話があったのです。起き上がることはできませんでしたが、かろうじて手足は動かせたので、すぐに就寝中の妻に電話をかけ、助けを求めたのでした。

電話に出た妻に「すぐトイレに来て！」とだけ伝えました。すぐにトイレに来てくれた妻は倒れている私を見るなり、

「どうしたの？」

と言ったきり、絶句状態に。

私は気力を振り絞って、

「寒いから毛布を持ってきて」

「それと、お水も飲みたい」

と必死に頼みました。

妻が急いで持ってきてくれた水を私は一気に飲み干し、毛布に包まりました。

妻は、立ちすくんで私のことを黙って見ています。

5分もすると体調もすこし落ち着いてきたので、妻に状況を説明しました。しかし、頭の中はパニック状態だったので、この一瞬の出来事が何なのか？　その時はこの状態を冷静に考えることなどできません。

上手く伝えることができず、まずは寝室で休もうということになりました。心配そうに見守ってくれていた妻にも、「明日は仕事を休んで医者に行って診てもらうことにするよ」と就寝してもらったのです。

それにしても、この黒い便は何だったのか？　それが「血便」だったということをあとで知るのですが、自分の無知さに呆れてしまいます。

これが、私のがんと診断される直前の出来事でした。

私はオタクと言っていいくらい健康を気遣いながら毎日生活していた、にもかかわらずこんなことになってしまったのです。

「健康」志向の落とし穴

元々の私は、特に健康のことなど気にする人間ではありませんでした。ただ「美味しい」と思うもの、味の濃いものや塩気のあるものが好きでした。

特に好きだったのは、肉料理、インスタント食品、スナック菓子、揚げ物、炒めものなど。お腹にガッツリとくるものばかりです。スナック菓子は、ごはん代わりに毎日のように食べていました。

そんな私が「食を見直す」とか「食で健康」などといったフレーズに惹かれて、健康オタクのように食の見直しをしたのは「がん」になるずいぶん前のことです。

きっかけは、ある菜食主義の方の影響でした。ある時「ベジタリアン」という言葉を聞いたのです。

「ベジタリアン」って何？

その人は、肉や魚介類などの動物性の食品を食べない「菜食主義」の方々であるということを教えてくれました。つまり、野菜や果物などの植物性の食品だけを食べる人たちのことであると。

私は、この「ベジタリアン」にとても興味を持ち、いろいろと聞いてみました。「ベジタリアン」にも乳製品は食べていたり、一切の動物性の食品はNGだったりと、いろいろ種類があるということです。また欧米では、様々な理由（宗教上、健康上、倫理的、環境保護など）で行っている人が多いと言うではありませんか。

この菜食を恒常的に行っている人。

一時的に行っている人。

週に数日のみ行っている人。

「ベジタリアン」の形式は様々なようでした。しかし、すべてに一致していることがあります。

それは「身体の浄化」をするということでした。つまり「デトックス」です。

このことを知った私は、早速、この「ベジタリアン」をやってみました。とりあえず、3〜4日やってみることにしたのです。

始めは、食べ終わっても満腹感がなく、物足りない感じでしたが、続けているうちにそんな感覚にも慣れてきました。しばらくすると身体に変化が表れてきたのです。

まず、ウエストがスッキリしました。いきなり細くなったのではなく、気がつけばというくらい自然にです。

あとは、夜食をどんなにたくさん食べても、胃もたれしなくなりました。朝もスッキリと起きられるようになったのです。

『すごい』

すぐ表れた結果に、私は「食での健康」を意識するようになったのです。

そして以下の言葉に納得しました。

「基本的に人間は菜食なのです」

人の身体の造りや歯の造りから、菜食の生き物であると。どんなにパワフルで元気な方でも、病気になった時に肉を欲する方は少ないですね。そんな時は、身体の負担にならないお粥やスープを食するのは世界共通であるということを聞きました。

私は、そんな話をたくさん聞いて、自分の中で何かに気付けたように思いました。

そういった経緯で、私はがんで倒れる数年前から「健康的な食」「食で健康に」等々の考えを学び、食と健康に関する資格を取得したり、ヴィーガンスタイル（菜食主義）

の食生活を行うようになっていました。

取得した資格は、

●食生活アドバイザー
●ナチュラル・ハイジーン普及協会受講資格証
●リンパトレナージュ

等々。

健康な食に関する講演会や勉強会、セミナーにも参加していたのです。「食を改善して健康的な体に」をスローガンにして代替医療、統合医療などを行っている方々と交流を持つようにもなりました。

その流れで「菜食」という食事を実践していったのです。

世間では、「ベジタリアンやヴィーガンスタイル」が少しずつ広がりをみせている頃でしたが、今ほどにこの食事ができる飲食店はありませんでした。

私が始めたのは、まず、肉を食べるのを止めてみることでした。すると体重も少し減って、お腹の周りがスッキリしてきたのです。また、便通がとてもよくなり、便自体もやわらかくなってきました。

肉を食べたあとは、便が固くて、便通もよくありませんでしたので、この変化にも驚きました。『食で健康を、というのは本当のことだったんだ』ということを実感したものです。

それにもかかわらず、このような食生活に改善して数年後に、私は「胃がん」を患ってしまったのでした。私は、健康を得るために、がんにならないようにするために食を改善したのです。それが……。

改めて徹底的に食生活を見直す

『何が悪かったのだろう？』

オタクと言っていいくらい食事に気を遣っていたにもかかわらず、がんになってしまった私は「がん」になった原因と治療法を自分なりに調べながら、改めて、徹底的に

「食」のあり方を見直しました。

「食という字は、人を良くする」と書きます。その意味を考えてみたのです。

『一体、何を食べたらいいのだろう？』

私は退院後、「がん」の再発予防のための食事を徹底的に研究し、改めて思い至ったことがあります。


1つは、ベジタリアン&ヴィーガンなどの菜食について。

私は、ベジタリアン&ヴィーガンこそ健康的な「食」のことだと思い、実践していました。しかし、それほど単純なものではないことに気付かされたのです。


例えば、病気の人や身体の弱い人は、何を食べているのか？　一般的には、消化のいいものを食べるのがよいとされています。消化のいいものとは、身体に消化の負担がかからないものです。

ベジタリアン&ヴィーガンの論理では、動物性はNGですが植物性であれば基本的に何を食べてもよいとされています。

植物性の油を使用した揚げ物や油炒めなら問題視されません。ここに落とし穴がありま す。多少体が弱っていても、私も含めたベジタリアンやヴィーガンは植物性＝健康的という思い込みがあるので、揚げ物や炒め物を摂ることに抵抗感がありません。

しかし、実際のところ身体が弱っている人にとって熱して酸化している油を使用する料理は、どうなのでしょうか？　揚げ物料理などは、身体に重く、消化に負担がかかってしまいます。

昨今は、オメガ3系のオイルが健康によいと言われていますが、これはあくまでも熱していないもののこと。いくら健康的なオメガ3系のオイルでも、熱してしまえば酸化してしまいます。酸化したものを身体に摂りこむことは、身体によくありません。

酸化した油ががんの原因になる

では「抗酸化作用の有るものは身体によい」とされていますが、これはどういうことなのでしょうか？

過剰な酸化ストレスがＤＮＡを傷つけ、がんなどの原因と言われているため、酸化作用を中和させる働きのある抗酸化作用のある食品は体によいとされているのです。


食物が酸化を引き起こす主な原因は、「空気中の酸素との接触」「加熱」「光」だとされています。そして、最も酸化しやすい食物が「油（脂）」なのです。

植物油など不飽和脂肪酸が多い油は酸化しやすい特徴があります。食物同様、油の酸化も「酸素・熱・光」が原因です。

油が酸化すると過酸化脂質が生成されます。この過酸化脂質は、人体に有害な物質で肝臓障害や動脈硬化を引き起こす可能性があります。また、ＤＮＡを損傷させる発がん性物質とも指摘されています。

酸化した食物が体内に入ると活性酸素を作り出す原因となります。その活性酸素が細胞内の遺伝子を壊し、がんの原因を作ると言われているのです。

私たちが通常「油」と呼んでいるものは、大半が植物性です。ベジタリアン＆ヴィーガンの基準では身体に悪いとはされません。また、トランス脂肪酸という人工的な油があり発がん性が指摘されていますが、これも植物性です。代表的なところではマーガリンやショートニングの主成分です。アメリカなど禁止されている国も多いのに、植物性という健康的なイメージから、日本では定期的に摂っている人は少なくありません。

ベジタリアン&ヴィーガンの人でも野菜の天ぷらや揚げものが好きな人は多いです。私もかつては気にせずに食べていました。これが健康的だと思っていた食生活の落とし穴だった可能性はあります。

もし、健康で揚げ物が好きな人は、せめて揚げ油にはトランス脂肪酸を含まない良質な植物油を選び、揚げたてを食べることをおすすめします。どんな油を使っても、揚げ物は油が酸化してしまいます。特にトランス脂肪酸を含む油で揚げたものは、絶対避けたほうがよいと思います。また、がんになってしまった人は揚げ物や炒め物自体控えたほうがいいでしょう。

このように、食べ物が植物性だから身体によいという単純な話ではないのです。

サラダを食べる際にはドレッシングをかける人が多いでしょう。市販のドレッシングに多く含まれているのがトランス脂肪酸です。いくらフレッシュな野菜を食べたところで、ドレッシングの害が野菜の健康効果を打ち消すのではと思います。

油を使ったものを食べる時には、どんな油を使っているのか？　意識することも健康のためには大事なことです。

健康的な菜食と不健康な菜食

私はがんになって以降、揚げ物を一切食べなくなりました。そして、菜食にも「健康的なものと、そうでないもの」があることに気付いていったのです。

私は、がんを寛解させるために健康的な食事を追求しました。

「健康的な食事」とは？

私なりに調べた結果、私にとっての「健康的・フード」とは、野菜、果物、ナッツなど、自然界にあるもの。そして、暮らしている地域の伝統的な発酵食や保存食などと玄米が基本です。

私は病人なので、健康的なもの以外の食べ物はNGとしています。元々は揚げ物など大好きだったのですが、やめました。「生きるため」には仕方がないことであると覚悟を決めたのです。

「何かを得るには何かを失わなければならない」

という言葉がありますが、私はこの言葉にとても影響を受けました。

がんのステージⅣと診断された私が「生きる」ためには、何かを失わなければならない。逆に言えば、何かを切り捨てることで「生きること」が手に入るということです。

私は、まず、今までの「食」をやめることにしました。

「生きるための食」

これを突き詰めてみようと思ったのです。

「食」については、様々な病気に対する食事法や食事療法などいくつもありますが、私には「日本一薬を与えない小児科医」真弓定夫先生からの教えが基本にあります。

真弓定夫先生は、1931年東京生まれの小児科医・医学博士。東京医科歯科大学卒、1974年に真弓小児科医院を吉祥寺に開設しました（現在は閉院）。

自然流子育てを提唱し、様々な講演会や勉強会なども行っていました。2003年4月には社会文化功労章（日本文化振興会）を受章。

『自然流育児のすすめ』（地湧社）『自然流生活のすすめ』（地湧社）など、著書も多数出版し、「甦れ生命の力」というドキュメンタリー映画にもなっています。

「病気を治しているのは、医者ではない。自然治癒力だ」

「忘れてはいないだろうか？　私達は自然に生かされている、ひとつの動物であることを」

ということを訴えている医師です。

小さな診療所には、医師の評判を聞きつけた人々が全国から訪れていました。院内には薬も注射もありません。その代わりに、患者さん1人1人に時間をかけてじっくりと生活習慣のアドバイスをするスタイルの診療。

真弓先生に出会って、生き方まで変わってしまったという親子も少なくありません。現代社会の中に埋もれていく叡智を、生涯をかけて伝え続ける小児科医なのです。

真弓先生は、昭和20年を境に日本人の食習慣が欧米スタイルに変わってしまったと嘆いています。

私が真弓先生から、「人の食のあり方」について徹底して教えられたことを少しご紹介させてください。

「食は、野生の猿に学べ」

私はこの言葉を聞いた時、「こんなに簡単な答えがあったのか」と拍子抜けしてしまいました。確かにそうです。人と猿は、身体の造りはあまり変わりません。

野生の猿たちは、「生きるための食」を実践して生きているのです。それゆえ、野生の猿たちは、人ほどには病気になりません。

真弓先生は、「猿が食べているものと同じものを食べていれば健康でいられますよ」と語っています。

野生の猿は、何を食べているのか？　草、木の実、木の根、果実等々、それこそがまさしく健康的なベジタリアンの食なのです。

人間も猿も本来は草食動物だということです。


こんなことを話すと肉食反対派だと言われますが、私は肉食を悪いと思っているわけではありません。私自身、今までに美味しい肉料理をたくさん食べてきたので、健康な人であれば、私は何を食べても構わないと思っています。

人間の素晴らしい消化機能は、少々肉を食べたくらいではへこたれず、体内で粉々にしてキレイに消化してしまうのですから。

ただ、私はがんになってしまったので、私が信じる「生きるための食」に変えた結果、肉という選択肢がなくなっただけです。楽しい食を望む人、健康的な食を望む人、その選択はそれぞれ自分で決めてよいと思っています。

泉水流食事の基本〜自分の身体のための「食」

私は真弓先生の教えを基本に、自分の食生活を組み立てています。それは「玄米菜食」と「発酵食」です。
初期はお店で買っていたのですが、現在、「発酵食」の味噌、梅干し、漬物は自分で作っています。また自家栽培も始めました。

●自家栽培とは？

自分で野菜や果物などの植物を育てること。
自分が必要とする量や好きな植物を調整して栽培すること。
無農薬や有機農法などのこだわりも好きに取り入れることができる。

手作りや自家栽培については後述するとして、退院後、私はいろいろな人の話や文献を参考に自分なりにがんに効果があるだろうという食生活に取り組み始めました。

主食は玄米

まずは、「食」の基本となる食材の確保です。

現在、私の主食は玄米です。玄米はがんにかかる前から食べていましたが、調べた結果、これはがんの再発予防にもよいという結論に達し、続けています。

玄米は、地元の有機栽培の農家さんから直接購入したり、通信販売で有機米を購入しました。100%無農薬のものです。

なぜ無農薬のものなのか？　Wikipediaには農薬について、こう書かれています。

農薬（英：agricultural chemical）とは、農業の効率化、あるいは農作物の保存に使用される薬剤の総称。

殺菌剤、防黴剤（ぼうばいざい）、殺虫剤、除草剤、殺鼠剤（さっそざい）、植物成長調整剤（通称植調：植物ホルモン剤など）などをいう。

また、日本の農薬取締法（英：Agricultural Chemicals Control Act）などでは、稲

作で使うアイガモなどの生物も、害虫を駆除することから特定農薬として指定されている。農薬は、もともとは土壌や種子の消毒と、発芽から結実までの虫害や病気の予防をするものを指していたが、農作物の虫害や植物の成長調整など、「農業の生産性を高めるために使用される薬剤」として広義に解釈されるようになっている。

近代化された農業では農薬は大量に使用されている。

一方、人体に対する影響をもたらす農薬も多くあることから使用できる物質や量は法律等で制限されている。

農薬の効能は、基本的に虫や草を殺すためのものです。しかも成分は、多くの化学薬品の組み合わせです。

「野菜に使用している農薬は、人体に害はない」という人もいますが、私は「害はある」と思っています。

健康な人が多少身体に入れても問題はないのでしょうが、私はがんを寛解させるのが目的である以上、身体によくないと思われるものを体に入れたくないのです。それができるだけ無農薬のものを食べるようにしている理由です。

私が食べている野菜

次に野菜です。

野菜についても、やはりできるだけ無農薬で作られたものを食べるようにしています。

また、遺伝子組み換え作物とＦ１種の野菜は避けています。

遺伝子組み換え作物やＦ１種についてよく知らない人も多いかと思うので、簡単にその概要を説明しましょう。

まず遺伝子組み換え作物とは、遺伝子組み換え技術を用いて遺伝的性質の改変が行われた作物です。

動物も植物も、すべての生き物は遺伝子を持っています。遺伝子は、細胞が複製される際、どのような複製を作るのかを指示します。遺伝子組み換えとは、その遺伝子の一部を人工的に変えることで、違った性質のものを複製する技術なのです。

では遺伝子組み換えの問題点とは何でしょうか？

遺伝子組み換えの問題点は、健康面と環境面の2つに分けられます。遺伝子組み換え作物を摂取することでの人への健康面の問題は、リサーチが十分ではなく長期的な影響ははっきりわかっていません。

遺伝子組み換え技術の大手・モンサント社（現、ドイツの製薬・化学大手バイエル）など、遺伝子組み換え産業が出資した研究には、「遺伝子組み換えは安全」と結論付ける研究が多くあります

しかし、遺伝子組み換え食品摂取による健康への害を懸念する専門家も多く、

- アレルギー疾患
- 炎症反応
- 免疫の低下
- 臓器の損傷
- 生殖問題

などのほか、遺伝子組み換え食品が病気や抗生物質耐性につながる新しい毒素を作り出すかもしれないという恐れがあるようです。

また、遺伝子組み換え作物の種と通常、セットで販売されているのが除草剤・ラウンドアップ。この除草剤が遺伝子組み換え作物には必ず残留しています。

この残留農薬が危ないのです。ラウンドアップのみの摂取でも、

- 発がん性
- 内分泌かく乱作用
- 消化の問題の原因

などが懸念されています。世界はラウンドアップの使用を禁止する方向に進んでいますが、日本はアメリカの要望により、その規制基準値をこっそり上げているのです。

遺伝子組み換えトウモロコシを2年間食べ続けたラットの実験では、ラウンドアップに耐性がある種のコーンと、米政府規定量のラウンドアップ入りの水を飲んだラット

で、オスは約50％、メスは約70％が早期に死亡したと結論付けられました。

遺伝子組み換え作物の消費が最終的に乳腺腫瘍、肝臓と腎臓への深刻な損傷をもたらしたと述べられています。

これまでメーカーが行った実験では、遺伝子組み換え作物のラットの摂食試験は90日間に限定されており、長期的な影響は不透明でした。そんな中で、この実験は2年間という長期的な実験だったため注目が集まりました。

なぜ、これまでに長期間の影響を調べる実験がなかったのかと言えば、科学者が研究を行う前に、特許権者（この場合はモンサント社）から許可を得る必要があるからです。

つまり、都合の悪い研究においては特許権者の許可を取りづらいのです。

また、遺伝子組み換え作物の環境への影響は、

●遺伝子組み換え作物の花粉が、非遺伝子組み換え種の作物と勝手に交配してしまう
●除草剤ラウンドアップの乱用による土地の荒廃やスーパー雑草の出現
●絶滅危惧種の問題

などがあります。

非遺伝子組み換え種の作物と勝手に交配

遺伝子組み換え作物の花粉が、風やミツバチによって近隣のオーガニック農場に運ばれ、非遺伝子組み換え種の作物と勝手に交配してしまうことがあります。

１９９７年、カナダの菜種農家は、遺伝子組み換えの種を購入したことがないにもかかわらず、モンサント社の特許取得済みのラウンドアップ耐性種が自分の畑で育っていることに気付きます。

同じ地域の菜種農家数件で、遺伝子組み換え菜種が栽培されていたのです。なぜ畑に遺伝子組み換え種が紛れてしまったのか、原因は特定されていませんが、風やミツバチによって花粉が運ばれ、受粉してしまった可能性があります。

このように、遺伝子組み換え種は勝手にオーガニック種と交配してしまうため、年々オーガニック種が減ってきている問題があるようです。１度遺伝子組み換え種と交配したオーガニック種は、２度と元には戻せないのです。

あまり知られてないF１種について

Ｆ１種については知らない人も多いのではないでしょうか？

Ｆ１種とは、生物において、ある異なった対立遺伝子を持つ両親の交雑の結果生じた、第一世代目の子孫のことです。

一般には、Ｆ１品種の農作物は、その一世代に限って安定して一定の収量が得られる品種として知られ、多くの種苗会社が力を入れる分野となっています。日本で流通している野菜の種の８～９割は、世界中で採取されたものを輸入しているようです。

Ｆ１とは品種改良の一種で、見栄えよく形のそろった野菜が収穫できる一方、その収穫物から採取した種を植え付けるとその収穫物からは一代目の性質が失われてしまいます。一代限りしかその性質が続かないため、一代雑種や一代交配種と呼ばれています。

そのため農家は作物から種をとって育てることができず、種会社から種を買い続けることになります。種会社にとって非常に都合のいい種なのです。

以上が遺伝子組み換え作物とＦ１種の概要ですが、私にはこれらが何か不気味なものに思えて仕方ありません。

Ｆ１種は、安全だと言われていますが、一方で不妊の原因となるなど、健康被害を指摘する声もあります。気にし過ぎなのかもしれませんが、私は不自然さのない昔ながらの品種にこだわりたいのです。

そのような理由から私は、退院して無農薬、有機栽培などの野菜を中心とした食生活を考えていました。ですが、これがなかなか思うように手に入れることができません。

というのも、私の住んでいる東京近郊には有機栽培の店やこだわり食品の店がありません。なので当初は、なんとか農家の産直の店などを探し出し、食材を手に入れようと苦心していたのです。

やむを得ずスーパーマーケットなどで購入する時も、パッケージに農家の名前や顔写真入りの野菜や果物をできるだけ購入していました。売れている食材でも、有機栽培のものもあれば、そうでないものもあるからです。

有機栽培でないものに関しては、料理をする前によく洗うようにしていました。

洗い方については、気になる人も多いと思うので、私なりの洗い方を紹介しましょう。

まずバケツやタライを用意します。その中に野菜を入れ、水で漬け置きにして、水をかけ流しにします。キャベツや白菜などは、外側の葉を多めに切り捨ててから、行いました。

時間的には、できるだけ長くやったほうがよいと思いますが、我が家ではあまり長くやっていると家族から「もうそれくらいでいいんじゃない？」と言われてしまうので、大体5分～10分位です。

これはあくまで自己流なので、自分が納得するまで行って、自分で納得して食べるのがよいと思います。

「一汁一菜」という選択

次は、味噌と漬物です。

私にとっては、どちらも欠かせないものでした。

玄米、味噌汁、漬物。この極めてシンプルな組み合わせの「食」が、私の身体を強くしてくれました。

調味料は、味噌と醤油くらいでしたが、当初はこだわって作られた商品を購入していました。できるだけ昔ながらの製法で作られた無添加のものです。

しかし、当時そういったものは自然食品店などにしか売っていませんでした。私の住んでいる周辺に、自然食品店などありません。

なので、都心に出かけた時などに自然食品店などのお店に行っては、気に入ったものを購入していましたが、私が100%望む商品を置いてあるお店は、なかなか見つかりません。とにかく店をはしごしては、なんとか探し出して購入していたのです。

醤油は、「たまり醤油」を購入していたのですが、この「たまり醤油」にもいろいろな種類があります。私は昔ながらの製法で作られた2年物や3年物といったものを購入しています。材料は、国産大豆と塩だけのものです。

「たまり醤油」は愛知県で生産されているものがほとんどでした。もし「たまり醤油」

を探したい時は、愛知県産の「たまり醤油」を探されると本物が見つけられると思います。

味噌は「材料が国産大豆と塩」だけのものを購入していました。今はWebで「手作り味噌」を検索すると、全国各地で昔ながらの「手作り味噌」のお店が見つかります。銘柄については、あまり気にせず、全国各地の味噌を少しずつ購入して、いろいろな味を楽しみました。

自家製発酵食品

ですが、それも退院後少しの間だけでした。こんなことを繰り返しているうちに、何時しか私の中に、こんな考えが芽生えてきたのです。

『いっそのこと、すべて自分で作ってみようかな？』と。

「発酵食品の作り方」の本などで調べるとそれほど難しくなさそうで、何とか自分でもやれそうな気がします。

そこで、私は思い切って自分で作ってみることにしました。まず最初は、味噌作りに挑戦です。というのも味噌を自分で作ろうと思ったきっかけは、知り合いの農家の方に「味噌は自分で簡単に作れるよ」と言われたからでした。

それならばと、すぐに作り方を教えてもらい、やってみることにしたのです。材料は、大豆、塩、米麹の3つです。この3つの材料で味噌が簡単に作れるというのです。

簡単にできる自家製味噌の作り方

①各材料の量を計る。基本は大豆2、米麹2、塩1の割合（私は米麹を多めに、塩を少なめです）。
②前日に大豆を洗って18時間以上しっかり水で戻す。
③水を吸って大きくなった大豆を柔らかくなるまで茹でる（指でつまんで潰れる程度まで）。

④煮ている間に米麹をほぐしてから塩と混ぜあわせる（これを塩きり麹という）。
⑤茹で上がった大豆を潰す（ペースト状に）。潰し終わったら人肌程度まで冷ましてから、塩きり麹とよく混ぜる。
⑥混ぜ終わったら、適量の味噌玉を作る（ソフトボールの大きさ）。
⑦味噌玉を容器に入れる（空気が入らないように投げ入れる）。あとは冷暗所に置いて、発酵させる。

約10か月後に味噌はでき上がります。

簡単に作れるとは言っても、いざやってみると最初は要領も段取りも悪く、時間もかかり、周りを散らかしたり、汚したりと、散々でした。

こんな感じで始めた味噌作りだったのですが、何度も作るうちに慣れてくると要領や段取りも格段によくなり、段々と手慣れたものになってきました。そうなってくると楽しくなってきて、ほかにもいろいろと作りたくなってくるのです。

この味噌の原料となる大豆は、地元の小糸在来の有機栽培のものを使いました。そして、もう1つ味噌作りの原料である米麹は、やはり地元の産地直売店で手作りの米麹を購入していました。しかし、今は自分で米麹（白米と玄米の2種類）を作っています。

塩に関しては、海外の天然海塩を使っています。

このような経緯で、味噌を最初に手作りし始めました。安全安心な食材にこだわっていたので、味噌を手作りするようになり、「一汁一菜」の2つが、より自分のイメージに近くなってきたのです。

発酵食品が体によい理由

ここで「発酵食品は体によい」理由について説明してみましょう。

日本発酵文化協会によると、

「発酵とは、微生物の働きによって物質が変化し、人間にとって有益に作用すること」

腐敗との違いは、「人間にとって有益に作用する」ということです。

日本は発酵大国と言われるほど、昔から日本人は発酵食品と深くかかわってきました。私たちにとって発酵は、野菜や魚、豆などを長期保存させるための知恵であり、そして、発酵による旨味成分を活かした調味料も和食文化や郷土料理を支えています。発酵食品やその食文化における第一人者として、日本でもっとも有名な小泉武夫氏によると、発酵食品には、ミネラルやビタミン、食物繊維がたくさん含まれているようです。

発酵することで分子が小さくなるので、体内で吸収されやすくなります。さらに発酵食品には、身体の免疫機能を手助けし、ウイルスや細菌から身体を守る「免疫力」を高めてくれる力があるとのこと。

発酵食品を食べると、なぜ免疫力がアップするのか？　そのポイントは「腸」にあるようです。

私たちの身体の中で腸は栄養を吸収するだけでなく、免疫を作るという大切な役割があります。腸が免疫を作る時に欠かせないのが乳酸菌やビフィズス菌です。

発酵食品は乳酸菌やビフィズス菌をたくさん含んでいますが、発酵食品を食べると、乳酸菌やビフィズス菌が腸に取り込まれ、腸が免疫を作る力を高めてくれます。だから、発酵食品を食べると、免疫力がアップするのです。

また、乳酸菌やビフィズス菌はビタミンも作ります。人間はビタミンを自分で作ることができないので、果物や野菜などを食べることでビタミンを摂取しています。ところが乳酸菌やビフィズス菌は腸の中でビタミンを作り、体外に吐き出してくれるのです。

つまり、発酵食品を食べることは、ビタミンを取ることにも繋がります。

発酵食品は、その土地の風土や食材、生活習慣や私たちの体質に合わせて、長い年月をかけて工夫され、受け継がれてきた素晴らしい食品なのです。

私は、味噌が作れるようになると、他にもいろいろな発酵食品を作りたくなってきました。

発酵食品は日本の昔からの伝統食なので、全国中で作られています。すぐに調べられるので、作りたい物を自分で調べて、いろいろな発酵食にチャレンジするようになりました。

病院を退院して1か月後くらいから、自分で作り始めた発酵食品は、味噌に始まって、梅干し、沢庵、ぬか漬け、米麹、納豆等々。レパートリーがドンドン増えていきました。体によく、美味しくて、しかも安上がりです。

「私は不器用だから上手く作れなさそう」と思う人もいるかもしれません。しかし何でもそうだと思いますが、うまい作り方の秘訣は何度も失敗することだと思います。

「失敗は成功のもと」

私は、失敗を何度も繰り返したことで、段々と腕前が上達してきました。

味噌作りでは、樽から出すのが遅くなってしまい、色と味が濃すぎるものになってしまったことがあります。この時は、味噌専門店の方からアドバイスを受けました。味噌が発酵中に自分の好みの味になったら、樽から出したものをタッパーなどの容器に入れて冷凍庫に保管するとよいとのこと。

その時に教えてもらって驚いたのですが、味噌は凍らないのでした。半信半疑でしたが、好みの味の味噌を冷凍庫に保管して、保管した翌日、冷凍庫から出してみると、本当に凍っていませんでした。

梅干しとぬか漬けを作る時は、こまめにチェックしなかったので、樽の中をカビだらけにしてしまいました。

実際に自分で作ってみて感じたのは、作ること自体がとても楽しいということ。そうして作ったものに対しては愛着も湧き、その上、安心、安全なものとして食べられるということ。

味も自分好みで作れるので、とても自己満足感が湧いてきます。自分で作った味噌のことを「手前味噌」とはよく言ったものです。

私が願っていた「理想とする安心、安全なもの」を自分で作ることができるようになり、少しずつ私の食卓は充実していきました。

活きた発酵食品――重要な「麹」

私の作る発酵食品のキーポイントは「麹」です。

麹は食品発酵に有効なカビを中心にした微生物を繁殖させたものなので、味噌、沢庵、ぬか漬けなどに使うことで発酵を促す役割を果たします。発酵食品を作るのには欠かせないものなのです。

使用する米麹を、初めは手作りの麹屋で購入していましたが、農家の方に「米麹は、自分で簡単に作れるよ」と言われて、作り方を教えてもらい、麹菌だけは購入をして、あとは自分で作ってみました。

【米麹の作り方】

①米を量り、きれいに洗ってから水につける。
②米の水切りをする。
③米を蒸し上げる。
④蒸し上がった米を冷ます。
⑤冷ました米に麹菌（種麹）を振りかけてから、よく混ぜる。
⑥麹米を混ぜた米を米袋に入れて保温する（約40度）。
⑦温度調整の手入れを行う。
⑧冷ます。
⑨完成。

自分で作るメリットとしては、何と言ってもとても安くできるということ。私が購入していた米麹は、500gで500円でした。

例えば、2kgの大豆で味噌を作るとしたら、最低2kgの米麹が必要です。ということは、2000円分の米麹を購入しなければなりません。自分で米麹を作る時に用意する材料は、お米と麹菌です。

お米は、10kgが3000円のもので計算してみます。2kgで600円になります。麹菌の値段は、20gで500円で、お米が2kgの時は10g使っても250円です。でき上がり2.5~3kgの米麹が850円の材料費で作れるのです。1kgで300円弱、購入した米麹の約3分の1です。2kgの大豆に対して、3kg~4kgの米麹を使う方もいますが、この場合は、もっと材料費に差が出ます。

安く作れると使う量も遠慮なく、たくさん使えます。また米麹の使い道はたくさんあり、特に、米麹で作った自家製の甘酒は絶品です。しかもとても良質な発酵食品なのです。

作り方は、簡単。私は炊飯器で作ります。

【甘酒の作り方】

①まず米麹の量を計り、炊飯器の中に入れる。
②その重さの1.2～1.5倍のお湯（60度）を入れてよく混ぜる。
③蓋は3㎝位開いた状態にして、ほこりが入らないように布きんで覆ってから保温ボタンを押す。
④1～2時間おきに様子を見ながらかき混ぜて、6～8時間後には甘酒が完成。

これも自分で味を調整できるので、濃厚味だったり、サラサラあっさり味だったりとその時の気分？に合わせて作ることができるのです。

こんな感じで作り始めた発酵食。今では独自にアレンジしたオリジナルなものも作れるようになり、本当に楽しくなってきました。

楽しくなればなるほど、「次々はこれ、その次はこれ」というように次々とアイデアも出てくるようになります。

退院して半年後から畑いじりのようなことを始めて、1年後くらいから始めていった発酵食作り。自分で作ることの楽しさや嬉しさが生きる糧になっていたのかもしれません。

そうなってきてからは、次第に材料となるものも自分で作ろうと考えるようになってきました。そして発酵食の材料も自分で作り始めることにしたのです。

「自分が食べる物は、できるだけ自分の手で作りたい」

その思いが強くなってきて、まずは、やってみることにしました。

まずは畑の確保となります。私の場合は幸運なことに親が畑をやっていたので、邪魔にならない隅っこの場所を少し間借りして野菜作りを始めました。張り切って始めたものの、野菜の種まきをする時期も苗を植える時期も、始めた当初はさっぱりわかりません。

私が、そもそも、畑で野菜作りを始めたいと思った一番のきっかけは発酵食のためではありませんでした。

「奇跡の野菜」ビーツ

そもそもは、朝のジュースを作るために欠かせない材料の「ビーツ」を作りたかったのです。

「ビーツ」は、『食べる輸血』や『奇跡の野菜』とも言われるくらい栄養価の高い野菜（根菜の一種）で、一般的にロシアの伝統料理ボルシチスープに入っていることで知られている野菜です。

見た目は赤カブに似ていますが、アブラナ科であるカブやダイコンとは違って、実際はホウレンソウと同じアカザ科の野菜なのです。

「ビーツ」の一番の魅力は何と言っても、その栄養価の高さです。「ビーツ」には、ミネラル・ビタミン・抗酸化物質などを始め、とにかく豊富な栄養成分が含まれています。

ビーツを食べて得られる健康効果は次の通りです。

〈ビーツの主な効果〉

●むくみ解消
●高血圧予防
●動脈硬化予防
●抗酸化作用によるがん予防
●腸内環境を整える
●肝機能を高める
●肌を健康に保つ
●糖尿病予防
●血行不良改善

こんなにも多くの効果があるとされています。

この「ビーツ」は私にとって、退院当初の食事療法には欠かせない、良質な細胞を作るために最も必要とする材料だったのです。

私の「命の源」となるジュースは、オーストリア人のルドルフ・ブレウスが提唱するがん治療のためのジュースです。

簡単に説明すると、このジュースは免疫システムを強化し、その結果、血液の清掃を促して、成長しているがん細胞を破壊させることを目的としています。

この治療法を行って、ヨーロッパでは45000人以上のがん患者が生還されているのです。

このジュースは、ビーツ、リンゴ、ニンジン、セロリ又はキャベツをミックスさせたもの。よく水洗いをしてから水を切り、細かくカットしてからスロージューサーを使って作りました。

当時は、1日に200～300㎖飲んでいました。

具体的には、この治療法は約40日間をこのジュースだけで過ごします。この治療法の原理は「がん細胞を抑え込む」ことを目的としているため、人が生きるために必要最低限の栄養素しか身体に与えずに、がん細胞を栄養失調のような状態にして、自由を奪うという理論です。

そして、40日後にがん細胞が弱り切ったのを確認後、段階的に少しずつ普通食に戻していくという治療法なのです。

私は、この治療法を知った時に「これだ！」と直感的に思い、退院後の最初の治療として行いました。

私の体質には非常に合って、退院直後からこの治療法を始めたおかげで、「がん」を抑え込むことができたのだと思っています。まさに「スーパージュース」です。

この「スーパージュース」を作るためには、どうしても「ビーツ」という野菜を仕入れなくてはなりません。

当時、「ビーツ」は、私の住んでいる周りのスーパーマーケットでは購入できませんでした。しかもどこにも、この「ビーツ」を取り扱っているお店がありません。いろいろと探しまわったのですが、当時は都内一流百貨店の生鮮食品売り場などにしかありませんでした。そこでは1個が、数百円という値段で販売されていたのです。しかも、新鮮なものばかりではありません。

収穫後、かなり時間が経過しているようで、手に取ってみると萎んでいるものも多く、みずみずしいものを手に入れるのは難しかったのです。

それに常時あるわけではなく、有る時には有る、無い時には無いといった感じで取り扱われている商品でした。

こんな状況だったので、この「ビーツ」を確保するのに困ってしまい、いろいろと考えた結果が「自分で作ること」でした。

すぐに在来種の種を入手し、畑で「ビーツ」を作り始めます。しかし今では、「ビーツ」もインターネットの通販で簡単に手に入るようになりました。いい時代です。

今でも、このジュースは飲んでいます。毎朝、一番にこのジュースを約100㎖飲んでいます。

命を宿す種

私は野菜を作る時、できるだけ苗ではなく種から作るようにしています。野菜は種を植えた後、大地から芽を出し、茎が伸び、葉を増やし、実を付けるのです。その後、花を咲かせ、花が枯れて種を宿します。

このサイクルで野菜を作ると、よりいっそう愛着も湧いてきます。見よう見まねで始めた野菜作りは、たくさんの失敗から学びを得て、少しずつではありますが上達していきました。

ビーツから始まった野菜作りも、大根や大豆へと広がっていき、今ではトマト、玉ねぎ、数々の葉物、イモ類、豆類のほか、十数種類の野菜を作るようになっています。

これらの野菜は簡単に作れて栄養効果が高いものばかりです。私の野菜作りの基本は、私が「生きるために」必要だと思っているもの、そしてマーケットでは取り扱いが少なく、あったとしても高価なものを作ること。今は保存もきき、栄養効果が高い豆類を多く作るようにしています。

作物ごとに用途も様々です。

ビーツはジュースに。

大豆は味噌作りに。

大根は漬物に。

トマト、玉ねぎはスープの素（私の大好きな万能トマトピューレは、スープの他にもケチャップとしてパスタやリゾットにも活用しています）に使用しています。

「自分で食べるものを自分で作る」
「安心、安全な食を！」

これが私にとって毎日の食事の基本です。

伝統的な食の素晴らしさ

余談ですが、発酵食を作り始めてから、「日本人の伝統的な食」の素晴らしさに改めて気付かされています。
日本人の食「和食」は2013年12月4日、ユネスコ無形文化遺産に登録されました。「和食」という料理としてよりも、「自然を尊重する日本人の精神を体現した食に関する社会的習慣」という意味付けをされています。

日本の国土は南北に長いため、地域ごとに海や山、里など表情豊かな自然を見ることができます。それぞれの土地に根差した四季折々の多様な食材を用いて、素材の味わいを生かした調理方法や調理道具が発達してきました。

一汁三菜を基本とした日本の食事スタイルは、理想的な栄養バランスを作ることができると言われています。主食となる米を中心として、だしの「うま味」をうまく使い、動物性油脂の少ない食生活を実現できています。それが日本人の長寿や肥満防止に役立っていると考えられます。

食事で自然の美しさや四季の移ろいを表現することは、和食の大きな特徴の1つと言えます。季節の花や葉を盛り付けに使ったり、季節ごとに器や調度品を変えるなどして、季節感を楽しむのもひとつの特徴でしょう。

日本の食文化は、年中行事と密接にかかわりながら育まれてきました。自然の恵みを分け合い、食の時間を共に過ごすことは、家族や地域など人と人との絆を深めます。初節句や七五三から重陽の節句まで、人生の節目の儀礼においても、和食は密接なかかわりを持っています。

近年、海外では日本食ブームが高まっており、「スシ（寿司）」「ショウユ（醤油）」「テンプラ（天ぷら）」など、和食をあらわす言葉のいくつかは、そのまま海外でも通用するようになっています。しかし一方で、日本国内では正月のおせち料理など、伝統的な食習慣が薄れつつあるという現状があります。

和食は世界に誇れる食文化です。

私は和食のよさを再確認し、日々の生活の中で次世代へと伝えていかなければならないと思っています。

発酵食作りは自分にとって大切な学びとなり、大きな財産にもなりました。

「発酵食が身体の免疫力を上げる」ということから始めた発酵食品作りでしたが、玄米に梅干しと漬物という組み合わせの食を毎日食べることによって、実際に免疫力は上がっていったのだと実感しています。

正直、がんにかからなければ、こんなにも発酵食品とかかわることもなかったと思いますが、今や私の「生きるための食」には発酵食品がなくてはならないものです。

基本的な作り方から始めた野菜や発酵食品は、今ではどれも私のオリジナルの作り方になるまでに上達しました。手前味噌になりますが、私が作ったものを試食やおすそ分

けをして食べていただいた方からは、

「美味しい！」

「自然な感じの味がする」

「味がまろやか」

「本当に健康的って感じ」

「これが本物の味なんですね」

等々と褒め言葉をいただいて、それが自分にとっての自信と励みにもなっています。

時々「どうやって作ってるの？」とレシピまで聞かれることがあります。私は「昔ながらのやり方で作っています」と答えています。それは、化学調味料などは使わない、安心、安全なものということ。これまで紹介したような作り方です。

手作りした漬物の効果

漬物は、もともと野菜の保存食でした。塩を使って漬け込み、熟成発酵させることで、おいしい漬物になったのです。

発酵食品には乳酸菌が多く含まれています。この乳酸菌は「善玉菌」とも呼ばれていて、腸の機能によいとされています。

乳酸菌も大きく2種類あります。

乳製品の発酵（チーズやヨーグルトなど）を行うものを動物性乳酸菌と言い、植物の発酵（漬物やお酒など）を行うものを植物性乳酸菌と言います。

私が作っている発酵食品は、すべて植物なので、植物性乳酸菌が多く含まれていることになります。

動物性乳酸菌のほとんどは、生きたまま腸に到達することはないそうです。しかし、植物性乳酸菌は生きたまま腸に到達するので、生きた植物性乳酸菌には、直接悪玉菌を退治する効果があります。乳酸菌は乳酸を生産して腸内を酸性寄りに変え、悪玉菌が退散しなければならない状態にしてしまうようです。

また乳酸菌は、免疫力の向上、便秘改善、アトピー性皮膚炎の改善、ダイエット、肌荒れの改善、花粉症に効果があります。

しかし、近年スーパーなどで売られる漬物は調味液で漬けられたものが多く、こういった漬物には体によい乳酸菌は含まれていません。この調理液は化学的な調味料や甘味料、合成着色料などを使って作られているようですが、これらを使わなくても美味しい漬物は作れます。そして、熟成発酵させた本物の漬物は保存性に優れ、保存料など添加する必要がないのです。

季節を肌で感じ、大地に触れながら知恵を身に付ける

私は身体の免疫力を上げるために、毎日こういった物を食べていますが、こうした食生活のための野菜作りは私にとっては、かなりの重労働です。当初、体力が落ちている時は本当にキツイものがありました。

始めた頃の私は長時間続けての畑仕事ができませんでした。畑に入ってから、それこそ20～30分位ごとに休憩です。そして、せいぜい2時間程度が1日の限界でした。そうしないと身体がフラフラして倒れてしまいそうになるのです。

少しやっては休み、また少しやっては休みとやっていました。その日の作業が終わっ

てから、その成果を見て、

『1日で、たったのこれだけしかできなかったのか？』

とがっかりもしましたが、それでも私なりにやり続けました。

こんな状態での畑仕事が1年くらい続き、次第に体力が戻ってきて、ようやく半日くらい畑に居ることができるようになってきたのです。それと同時に野菜作りもそれなりに上達してきました。


ひょっとして、この本を参考に野菜作りに挑戦してみようという人がいるかもしれないので、少しだけ野菜作りのノウハウについてお伝えしましょう。

私が、この野菜作りで学んだことの鉄則は、これでした。

「野菜作りは、土作りから」

です。これに尽きます。

土作りさえしっかりやっておけば、あとは種を蒔いて水を与えてやれば、野菜は勝手に育ってくれます。

また私の個人的な見解ですが、野菜とのコミュニケーションが大事です。古い農家の人に聞くと、それは昔から当たり前のことだったようです。野菜にいろいろと声をかけながら、畑仕事をする。

それは野菜たちに感謝の気持ちを忘れてはいけないということのあらわれでした。私も、私の命の源となり、がんの再発を防いでくれた野菜たちには、本当に感謝していま す。今、私は、その気持ちをそのまま伝えながら野菜を作っています。

野菜たちは花を咲かせた後に、実を付け、種を付け、そして実った野菜は、私の命の源となるので感謝しながら、収穫するのです。それをありがたくいただいています。

私は、野菜たちへいつも感謝の気持ちを込めて声をかけています。すると、野菜作りにいっそう愛着が湧いてきて、畑仕事がとても楽しいものになっていきました。

そして自分で作った野菜で作る漬物は、また格別なのです。

私は、畑仕事という経験を通して、自然と共に楽しく生きることを学びました。すなわち、この病気のおかげで気付かせてもらったのだと考えています。

「自分でできることは、できる限り自分でやる」

「初めから人に頼らずに、自分でやれるだけやってみる」

「多くの失敗や様々な経験から、知恵が身に付く」

これは、後述するがんと心の関係にも通じる物の見方です。

「季節を肌で感じながら生きる」
「大地に触れながら生きる」

このような生活に立ち戻れたことも、私がスキルス性胃がんステージⅣ発症から8年を経て、元気でいる一因かもしれません。

自然に生きると体がよみがえる

私の食生活のコンセプトは「自然食」です。

それは、プラントベース（植物性食品）のホールフード（未精製、未加工）の食事に玄米菜食と発酵食品をミックスしたもの。

プラントベースとは植物由来という意味で、本来は衣食住のすべてにおいて、動物由来の原材料を使った製品、食べ物を避けるライフスタイルのことを示す言葉です。

1980年代にアメリカの栄養学者であるT・コリン・キャンベル博士によって、プラントベース食とは「健康のための低脂肪かつ繊維質を多く含む植物由来の食事」と定義されました。そしてプラントベース・ホールフードとは、それを未精製（玄米など）で未加工のまま、丸ごと食べることです。食品中の栄養素はそれぞれが関連し合っており、丸ごと食べることで、食品本来の栄養素の効果が発揮されるという考え方です。

2010年代に入ってから、アメリカでプラントベース食は、「野菜、果物、全粒穀物、ナッツ、種子、豆類などの植物由来の食物からつくられる製品」と、より具体的に定義されました。

日本でも近年は、プラントベース食を取り扱う飲食店が増えています。


私が玄米菜食にこだわるのには、理由があります。

私はがんを寛解させるという目的に向け基本的に、左記の5つのものを食べるようにしています。

●身体に負担の少ないもの
●身体の免疫力を上げる（下げない）もの
●身体の酸化を抑える（抗酸化作用のある）もの
●ファイトケミカルを多く含んだもの
●発酵食品

前述したように、この基準で食事を選ぶと「ベジタリアン」「ヴィーガンスタイル」の食事ではNGなものがたくさんありました。

一番のNG食は前述しましたが、揚げ物です。これは酸化した油がそのまま身体に入ってしまうので、完全にNGです。

また、食べなくなったものの代表例として、「白米」「麺類（原料が精製小麦）」「パン」の3つが挙げられます。この3つは、日本人であれば、ほとんどの人が食べていると思います。

具体的には、丼物、寿司、そば、うどん、パスタ、ピザ、パン、ラーメン、定食等々です。

知人には、こんなに制限してたら「食べる物がないね」と言われました。確かに健康な人から見るとそのように感じられるかもしれません。しかし、「食べられる物」は意外とあります。左記に普段食べているものと、外食で食べられるものの種類を記しました。

［普段］

●プラントベース・ホールフード&発酵食
●玄米、玄米+雑穀（もちきび、あわ、ひえ、キヌア、アマランサス）
●玄米餅（黒米、赤米含む）
●野菜（生、蒸し、茹で）＊基本的に皮まで含めて丸ごと食べます。
●果物（生、ドライ）
生・みかん（柑橘系全般）、バナナ、リンゴ、キウイ、メロン、柿
ドライ・デーツ（なつめやし）、いちじく、レーズン、アプリコット（あんず）など

●ナッツ

カシューナッツ、アーモンド、くるみ、マカダミアナッツ、ピスタチオなど

●梅干し

自家製（スーパーマーケットなどで売られているもののほとんどが天然発酵していません。人工的な漬け汁に浸けてあるものばかりです）

●漬物

自家製、又は天然発酵されているもの（スーパーマーケットなどで売られているもののほとんどが天然発酵していません。人工的な漬け汁に浸けてあるものばかりです）

●麺類

十割そば（通常のそばには2~8割ほど小麦が含まれています）

注：私はグルテンフリーを行っているため、小麦全般を摂取しないようにしています。グルテンフリーとは、グルテンを使わない食べ物のこと。グルテンは、小麦、大麦、ライ麦など、麦類に含まれているたんぱく質の一種です。

グルテンが含まれているものには、パンやパスタ、うどん、ラーメン、ピザなどがあ

ります。

グルテンフリーは本来、アレルギーの予防改善のために考案された食事です。グルテンに含まれているグリアジンがアレルゲンとなりアレルギーを引き起こす場合があります。グルテンアレルギーは小腸が過敏に反応して消化不良になり、吐き気や痛み、腸疾患などを引き起こす場合があり、中にはセリアック病という小腸に炎症が起こることで体に必要な食べ物の栄養分を吸収することができなくなる病気を起こしてしまう人もいるようです。これらを改善するために考案された食事がグルテンフリーなのです。

現代人の食事はグルテンを摂り過ぎており、アレルギーでない人がこの食事法を実践して、体調が改善したことで、一般的に広まったと言われています。

●玄米粉麺
●トウモロコシ麺
●乾物（植物性食材）
切干大根、干し芋、ドライトマトなど
●海藻

海苔、わかめ、昆布、春雨など

●豆腐

国産大豆、消泡剤不使用のもの

注：消泡剤とは、その名の通り製造時に生じる泡を消すためのもので、食品添加物の一種ではありますが、カテゴリーとしては加工助剤です。なので、でき上がった豆腐の中に、成分は一切残らず、成分が残らないので、消泡剤による害もないと言われています。しかし、実際はどうなのかわかりません。私は、最初から一切使われていないものを食べています。最近はスーパーなどで普通に扱っています。

●発酵食品

味噌、甘酒、納豆など

●梅酢&梅エキス（梅酢漬けの野菜、梅エキスは調味料として）

●糖類（はちみつ、アガベ&メイプルシロップ、他）

［**外食**］

●玄米（玄米おにぎり）

●カットフルーツ&生ジュース
●生野菜サラダバー
●十割そば

多いとは言えませんが、治療の一部だと思えば苦はありません。少なくとも私は、食べる物がないという苦労は感じません。実際に外食以外は、苦労していません。

確かにフードコートや飲食店街などでは食べるものがなく苦労しますが、日常的には充実した食生活を送っています。

生きるためのエネルギーをいただく

最初は、健康を考えて、「ベジタリアン」や「ヴィーガンスタイル」などの菜食をそれぞれの人が、それぞれの理由で始め、そのまま続けている人、途中で元に戻す人、そ

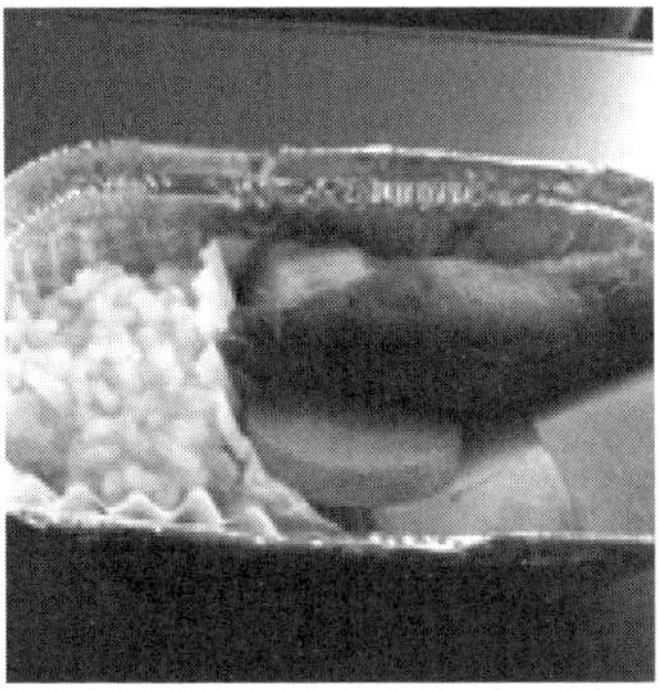

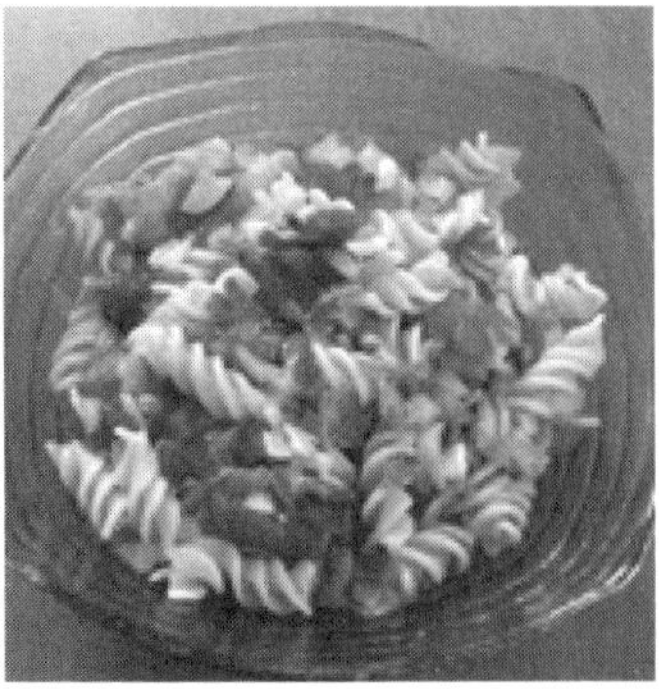

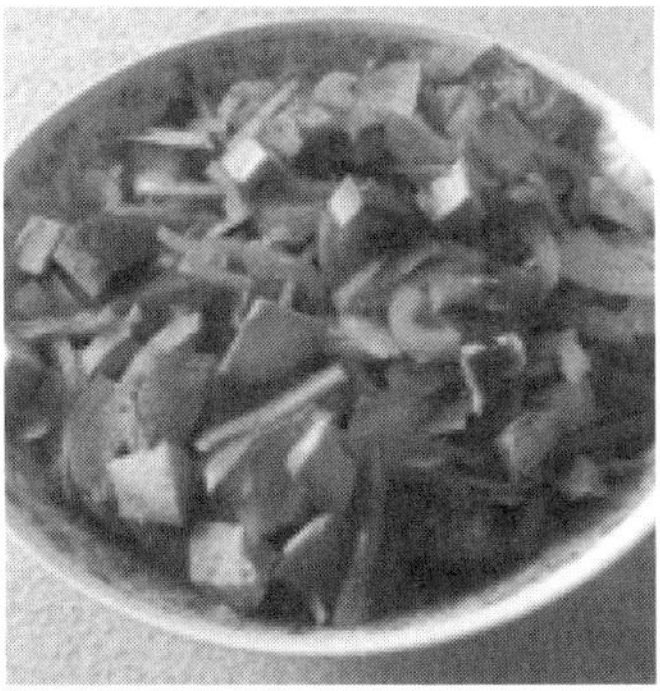

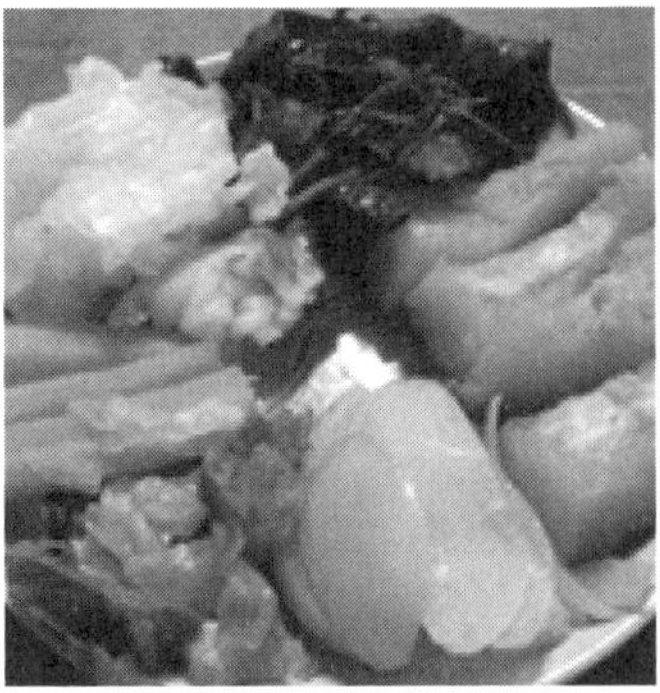

の時の気分でやったり、やらなかったりする人がいます。

私の場合は、「生きるため」にこの食生活をやり続けました。途中で止めたり、やったりやらなかったりして、命取りになってしまうことが恐かったのです。

がんにかかって9年目、幸いなことに再発はしていませんが、

「油断大敵」

この言葉を常に頭の片隅に置いて、日々実践しています。

食の質ががんの治癒に影響するとは、皆さん薄々感じていると思います。しかし日本では、病院で食事指導をされることなどめったにないので、「医者から何を食べてもいいと言われたので、特に気にせず何でも食べている」という人が大半だと思います。

そういう意味で、私は日本の医療における食に対する姿勢を信用していません。この食生活についてもいろいろ言われますが、自分の命は自分で守るしかないということです。

実際に5年生存率7％未満と言われるスキルス性胃がんステージⅣにかかってから、9年目にしてまだ生きているので、結果オーライですね。


しかし、様々な事情で私のようにできない人が大勢いるのも事実です。自家栽培がで

きない人や家族の協力が得られない人など、いろいろな事情があるでしょう。

そういう人には、まず、いろいろな野菜を食べてみることをおすすめします。いつも買い求めているお店の野菜と、それ以外のものとでは、どんな違いがあるのか？　同じ種類の野菜を食べてみて、どんな違いがあったのか？　そして、形の揃ったもの、揃っていないもの。１つの野菜で、いろいろな食べ方をしてみて、その野菜はどんな食べ方が一番美味しく食べられたのか？　それぞれの野菜の個性を知ってもらいたいのです。

そうすることで、次第に野菜中心の食生活が楽しくなってくると思います。今まで食べていた野菜を別の角度から見てみると、違った顔を見せ始めます。

そして興味が湧いてきたら、試しに小さなプランターで野菜を栽培してみてはどうでしょうか？


種を蒔いて水をかけるだけ。

苗を植えて水をかけるだけ。


これだけで野菜はできるのです。

私が、初めて種蒔きをしたのはビーツでした。畑に直接、蒔いたのですが、数日後に発芽して芽が出てきたのです。

畑で種蒔きをした更地から、ピョコピョコと色鮮やかな新芽が出てきて畑の一画を覆いました。私はこの時、「感動」してしまいました。

「野菜も力強く生きている」

そんなふうに思えたのです。

「これから『がん』という病気と向き合いながら生きていかなければならない」、という状況での野菜作りだったので、感情が入り過ぎたのかもしれません。

ちょっと大袈裟過ぎた感じになってしまいましたが、野菜作りについては、もっと簡単に考えてほしいです。

種を蒔く、または苗を植える。そして、芽を出し、花を咲かせ、実を付ける。

その後、時期をみて収穫。これが基本的な野菜作りなのです。

この野菜作りで、私はたくさんのことを学びました。とても簡単なことなので、是非、まずは小さなプランターで試してみることをおすすめします。

前述しましたが、私の「食生活」を聞いて「食べる物がない」と思う人が多いのが現状です。ただ、その食生活を送った結果、がんが再発も転移もしていない私としては、できれば参考にしてもらいたいというのが正直な気持ちです。

「ちょっとやってみようかな？」

と思ったならば、ぜひやってみてください。

意外と安い無農薬野菜

都会に住んでいる人は、野菜を作る環境などなかなか整わないと思います。でも今はこのような野菜が通販などで簡単に手に入ります。ぜひ1度無農薬の生命力あふれる野菜を食べてみてください。形など気にしなければ、通販でも驚くほど安い値段で購入できます。

私の家族は、このような食生活に変えた時、私の意思を尊重してくれました。しかし、私は運がよかったと思っています。もしも私のように家族から協力を得られない、または得ることが難しいという人は、自身の思いを少しずつ伝えていき、その都度、様子や反応を見ながら変えていくのがいいのではないでしょうか。

私のことを引き合いに出していただいても構いません。今はいろいろと食に関する本が出ているので、自身が食べているものについて、改めて調べてみてもいいかもしれません。


「食は、人を良くする」

西洋医学の父、ヒポクラテスの言葉、

「汝の食事を薬とし、汝の薬は食事とせよ」

私はいつもこの言葉を噛みしめています。

素材の味のよさに気付く

「どのように食べればよいのか?」

よく質問されますが、私のおすすめは、まずは「一汁一菜」です。病気になる前は、こんな質素な食事などしようと思ったことはありませんでした。炭水化物＋炭水化物のジャンクで満腹になる食事を重ねた時期もあります。

私は胃を全摘出したため、退院後の食事はジュースから段々と歯ごたえのあるものへと変えていく必要があったのです。その過程で「一汁一菜」を経験しました。消化機能が落ちていたので、とにかくよく噛むことが必要でした。その時に気付いたのが、素材の味です。

健康な時には、あまり噛まずに飲み込むように食べていたので、素材のよし悪しなどはあまり気にも留めず、濃い味付けのものを好んで食べていました。

しかし、素材の味に気付くと同時にシンプルな食事のよさにも気付いていったのです。「一汁一菜」、基本は玄米＆お味噌汁＆漬物の組み合わせです。玄米は、白米よりも多く噛むようになると思います。なので、よく噛んで、素材の味を楽しみながら食べてみてください。

食事にたくさんのおかずが必要ないことに気付くと思います。是非、このことを知って、体感していただきたいと思います。

以前、取材に来られた人と昼食をご一緒したことがありました。普段、その人は昼食を食べたり、食べなかったりだったそうです。しかし、私との「一汁一菜」の昼食では、こんな感じでした。

食べている時に、「これですよね」「うん、うん、これなんだよ」と言いながら、玄米ごはんを3杯もおかわりしました。

食後の一言は「1度の食事では、一汁一菜で十分ですね」です。ここ最近、お昼におかわりなどしていなかったとのことでした。

この人は、その後、週に何回かは玄米菜食をしているようです。私は、このように完全菜食でなくてもよいと思います。菜食をしたい時にすればよいと。そして、菜食を行ってみて、身体の変化を実感して心から食を変えてみようと思えた時に実践すればよいのです。

研究を重ねて、今では「一汁一菜」から、プラスたくさんの発酵食になりました。

「始めの一歩は、その人なりに」

第三章

がんにかかった時のメンタルの重要性

敵を知る！「がん」と「ストレス」と「性質」

私は、なぜがんになってしまったのか？

がんになってしまった人はみなさんそうだと思いますが、私もがんを宣告されてから、自分なりに悩み、考えました。

今までに食べたものの影響は当然あると思いますが、私はがんになる数年前からは完全菜食にしていたので、食事だけが原因ではないと感じました。

そうであれば、他の原因は何だったのか？

一般的には、ストレスががんになる最も多い原因と言われていますが、そうであれば、そもそもストレスとなる原因は何なのか？

私ががんになってしまった最大の原因は自身の「メンタル」だったのではないかと分析しています。

そして個人的には、がんの最大の栄養素は「メンタル」だと感じています。食としての、がんの最大の栄養素は人工甘味料や砂糖、それ以上の栄養素は「メンタル」だと思います。「メンタル」という栄養素は、目には見えませんし、検査をしても決して数値にはあらわれません。

しかし、この「メンタル」、つまり自分にとってマイナスとなる思いや考え、そして行動などが、がん発症の根源なのだと思います。

ストレスが体に与える悪影響

「自律神経免疫治療」で有名な安保徹氏は「ストレス」が溜まると体のバランスを崩し、最終的に交感神経を緊張させ、低体温、低酸素、高血糖を招き、病気の世界へ入り込むことになってしまうと説いています。

特に何らかの人間関係のトラブルが原因で、それが「ストレス」に変化してしまうことは間違いないようです。

そして、このストレスが自身の体内で大きな影響を及ぼすようになると「ネガティブな感情」は心身に大きな影響を与え、それが「自律神経を乱して免疫力の低下」を招きます。さらにストレスホルモンを分泌させ、自律神経の1つ「交感神経」を緊張させてしまいます。

「交感神経が緊張し続ける」と血液中の「白血球」の中で、大きな変化が起こります。主な変化は、「リンパ球の減少」と「顆粒球の増加」です。

「リンパ球」は、常に体内の病原菌を退治する「免疫部隊の主力」。毎日、生まれ続けている「がん細胞」を攻撃するのも、この「リンパ球」の役割なのです。

つまり、この数が減少すると病気を防ぐ力が衰えてしまうということです。

その上、「顆粒球」が増加すると顆粒球から発生する活性酸素が増加します。これが「がん」などの悪性細胞を増殖させていきます。

「ネガティブな感情」は誰にでも起こる気持ちですが、「強い負の感情が持続すること」に問題があるわけです。

自律神経は、「交感神経」と「副交感神経」の2つで成立しています。緊張している時は「交感神経」が作動し、リラックスしている時は「副交感神経」が作動します。

「交感神経」は、体を激しく動かした時にも作動しますが、「感情が激しく動いた時」

にも強く働きます。

それでは、なぜ「ネガティブ」な感情が、そこまで身体によくないのでしょうか？

それは、「感情の持続力と記憶力」にあるそうです。

何かいいことがあった時も感情は「交感神経」を刺激しますが、何日も続くほどの威力はありません。

逆に何か嫌なことがあった時の感情は、意外と何日も尾を引くような気がしませんか？　ネガティブな感情のほうが、はるかに「持続力」が高く、しかも、いつまでも「忘れない」ものなのです。

この持続力と記憶力が、体内の自律神経を慢性的に乱す原因になります。しかも、この「思い出す」という行為自体が、再び「ストレスホルモン」を出させる原因になり、体調不良へと続く入り口となってしまうそうなのです。

私は発展性のないこと、ネガティブなこと、どうでもいいこと等々の思いや考え方が、そのままその人の行動となってしまっているのだと思います。

そして、思い通りにならないとますますストレスが溜まり、面白くなくなると悪い考え、嫉み、恨み、僻み等々がさらに沸き起こり、悪いエネルギーが作られ、それが身体に蓄積されていくのです。

安保氏は、ネガティブな感情として「恨みの感情」を持つことが一番厄介で、「深刻な病気を引き起こしてしまう」可能性が高いと説いています。

毎日が楽しく有意義な日々であったのに、何かのきっかけで負の感情が高まると、悪いエネルギーの影響で、楽しくなくなってきます。

このパターンに入ってしまうことが「がん」発症につながります。毎日5000個はできると言われているがん細胞を殺してくれるのが免疫細胞。その働きを抑えてしまうのですから、当然と言えば当然です。

「がん」は、このようなネガティブでマイナスな悪いエネルギーが大好きなのです。マイナス思考、ネガティブシンキング、恨みつらみなどは、がんの格好の餌になってしまいます。

目指すはマイナス思考人間からの脱出

何を隠そう、かつて私はかなりのマイナス思考人間。人の悪口もよく言っていました。

しかし、それががん発症の原因ではないかと感じた私は、生き方を変えてみようと試みました。

完全に変えられているわけではありませんが、今では、例えば、次のようなことを考えるように心がけています。

「人は何のために生きているのか？」
「自分は生きるための目的、目標を持っているのか？」
「自分が行っていることが、世のため、人のために役立つことになっているのか？」

等々、常にこんなことを頭の片隅に置くようにしています。つまり「私利私欲ではなく、利他になるように生きること」を心がけているのです。

私の今後の生き方（人生）のテーマとして決めたことがあります。

「自分の人生、悔いのないように楽しく、ハッピーに生きること」
「たくさんの経験をし、たくさんの失敗をし、たくさんの知恵をつけること」

「やれることは、すべてやって人生の終わりにしたい」
「人生の終わりの時にやり残したことのないようにしよう」
「生きているからこそ、感謝の気持ちを忘れないこと」

ネガティブ人間だった私は、がんになったことをきっかけに、こんなテーマで人生を終えることができるように、これからの生き方を変えようとしました。

そして、できるだけすべてのことが自分自身の決断だということを受け入れ、できるだけ楽観的に考えるように心がけています。

改めて思うのは、なぜ私が「がん」になってしまったのか？

「このことは私にとって、何か人生の大きなテーマだったのではないのか？」
「だとすれば、そのテーマの意味は何なのだろうか？」
「がんになって得たこととは？」

などと考えていくうちに、ある意味でがんにかかったことをポジティブにとらえられている自分に気付きました。

なぜなのか？

これは人生の宿題なのか？

「がん」になったからこその、自分にしかわからない気持ちや思い、そして考えなどは、がん体験者であれば誰にでもあることなのだと思います。

ネガティブな考えをしていてもがんは治らないとの思いから、私は気持ちを切り替えるように心がけましたが、その結果、自分自身でこれからの人生を変えなければがんは治らない、むしろ「がん」になったからこそ、今までの人生を変えられるのではないかという思いを強くしたのです。

越えられない壁はない

「自分の人生なのだから。

自分の好きなように、自分のやりたいように、自分の思いのままに！」

人が生まれてから死ぬまでのテーマとは一体、何なのだろうか？　それは、その時その時に与えられたテーマをクリアすることなのではないのか？　その時々に悩んだり、苦しんだり、悲しんだりしながら、そのテーマを乗り越えていくということなのか？

それが乗り越えられたのか？　どうかは、後々にならなければわからないこともあります。

私はそれぞれの人が感じるよい、悪い、そしてそのすべてのことに対して必ず、何かのテーマがあるのではないのかと思います。そして、よいも悪いも、すべて自分自身で決められるということ。その決め方によって、自分自身のこれから進む道が変えられるのではないでしょうか。

ポジティブに考えれば、ポジティブな道へ。
ネガティブに考えれば、ネガティブな道へ。

人の人生は、自分が決めた道の通り進んでいくものです。

私は主治医から「手術後の5年生存率が7％未満」ということを聞かされた時のことを今でも忘れていません。この先、一生忘れることはないでしょう。

5年生存率が7％未満とは、5年以内に10人の方に対して9人以上が亡くなってしまっているということ。言い方を変えれば10人に対しての生存者は、1人いるか？　どうか？　ということ。100人に対してだと、90人以上が5年以内に亡くなってしまい、生存者は10人いるか？　どうか？　ということなのです。

そんなデータを聞かされたほとんどの患者は、頭の中が真っ白になり、ネガティブな考えに染まってしまうそうです。

私も伝えられたその時はがっくりしましたが、すぐにこういう考えが起こりました。

「絶対に5年後、7％未満の人になってやる」

そして、次にこう決めました。

「7％未満の人になって生きていられる限り、がんサバイバーの生き証人として、自分が経験したことや学んだことをたくさんの人に伝えていこう」と。

逆に確率を超えてやろうという闘志が芽生えたのは、今にして思えば幸いでした。

医師を「信用する」と、医師に「任せる」は別物

がんサバイバーを目指して、私は「抗がん剤治療」という選択を取らなかったのですが、なかなか「自分の治療法は自分で決める」ということを決断するのは一般的には難しいようです。

例えば、「がんの治療法」として抗がん剤治療を行うことは必須というイメージがあるので、なんとなく疑問を感じている患者さんも、そのまま抗がん剤治療のレールに乗ってしまうのです。

私は今までにたくさんのがん患者さんたちとの交流会に参加しました。その場では、

歓談をしていると必ずと言っていいほど、抗がん剤の話になります。

がん患者さん同士で自己紹介がてら、自身がどこにがんを患い、抗がん剤の名前や種類、薬のランクなどの話をします。当然、私にも質問が回ってきて、抗がん剤の話を振られます。そこで、私が抗がん剤を行わなかったこと。抗がん剤の名前や種類などはまったく知らないことなどを話すと、ほとんどの人に驚かれました。

そして、いつも決まってこんな質問をされます。


「医師から抗がん剤を勧められなかったの？」

「医師に怒られなかったの？」

「医師はそれで納得したの？」

「転院させられなかったの？」


今では、この状況にも慣れましたが、最初はこの質問に驚きました。

『何で、こんな質問をされるのだろうか？』

『みんな、抗がん剤治療が当たり前のことだと思ってしまっているのだろうか？』

私は、そんな質問にこう答えました。

「抗がん剤治療はすすめられましたが、断りました」
「なぜ医師に怒られなければならないのですか？」
「私の主治医には、理解してもらっています」
「なぜ医師がそこまで言うのですか？」
「医師、病院との考えの相違があるのなら、転院したらいいのでは？」

私は質問されたことへ素直に答えただけなのですが、なぜかみんな不思議そうな顔をして、顔を見合わせていました。そんな光景を今までに何度も見てきました。

この質問に対しての正しい答えは出ないまま、この話は終わってしまいます。中には「抗がん剤」に疑問を持っていたり、できればやりたくないという人もいるのではと思います。もちろん「抗がん剤」治療も1つの選択肢、がんの種類によっては効果的な場合もあります。

しかし、抗がん剤治療はできれば避けたいと考えている場合でも、それを自分で決めるという考え方を実践するのは難しいのが現状のようです。

現代医療を行っている病院のほとんどは、「がん治療」＝「がんの3大医療」と考えているように思います。

「がんの3大医療」とは、手術、抗がん剤治療、放射線治療のことです。そのような病院で治療するほとんどの人は、担当医にすべてを任せているのだそうです。

「主治医に任せているから」

「主治医が言っているから」

などという言葉をよく聞きます。

私は何度もこんな場面を経験するうちに『これだったのか！』と思うようになりました。『これが手術後の生存率を下げている理由の1つなのではないのか？』との思いです。

知って、決めて、生きる！

私も「3大医療」の1つの「手術」を行いました。現代医療には大変お世話になり、感謝しています。当然、私は「3大医療」を否定していません。

がん患者の多くが主治医に自分を託すという考えもよくわかります。ただ、私はがんの治療法について、こんな思いがあります。

「自分の患っている病気のことをもっと自分で調べたほうがいい」
「自分の身体が今、どうなっているのか？」
「その上で、自分で治療法を決めてもいいではないか」

なぜ、私がこのような思いに至ったのか？

それは、やはり「生きるための生活」に命がけで取り組むようになった影響だと思います。

それまで私は、「生きること」について真剣に考えたことなどありませんでした。しかし、がんを患ったことで、気が付くと「生きること」に真剣に向き合えるようになっていたのです。

私は余命の確率を超えるために、自分の病気を自分なりに調べました。

がんにもいろいろあるが、私が患っている胃がんとはどのようながんなのか？　今、自分の身体がどうなっているのか？　そして、決して人任せにせず、自分なりの考えで治療法も決めました。

自分の身体なので、自分の責任において治療法を決めることが大切なことだと思ったからです。結果的に今、運よく生き続けることができています。

だからこそ私の中には、「自ら決める」ことへのこだわりが強くあるのだと思います。

しかし、残念ながら私の思いはなかなか伝わりません。聞く耳を持たない人がほとんどです。医者任せにするのが当たり前なのかもしれませんが、私は、やりきれない気持ちでいつも心の中でこうつぶやきます。

『どんなことでも自分で決めたほうがよいですよ』
『決して他人のせいにはしないでください』
『自分自身のことなのですから』

医者がすべてわかっているわけではありません。自身の体調などは自分が一番よくわかっていますし、調べれば、自分なりに納得できるプラスアルファの治療法もみつかるはずです。

私は基本的に病気とは、自らの治癒力で治すものなのだと信じています。

ヒポクラテスの言葉の1つ

「医師が病を治すのではなく、身体が病を治す」

繰り返しますが、私の座右の銘です。

と言うものの、もちろん私もそんなに強い人間ではありません。弱気になって人の判断にすがりたいこともあります。

そこで始めたのがメンタルトレーニングです。私にとってメンタルトレーニングの目的は、自分を強くすること。自分の思い、考え、目的、目標に強い気持ちを持って突き進むことができるようにすることなのです。

これは、実はがんの恐怖に打ち克つこと以外のことにも役に立ちます。私はメンタルトレーニングを続けながら、そう思いました。

「がん」は「生き方」を変えるきっかけ

「自己啓発」とは、自己を人間としてより高い段階へ上昇させようとする行為。「より高い能力」「より大きい成功」「より充実した生き方」「より優れた人格」などの獲得を目指すこと。

私は、過去に自己啓発本をたくさん読み、そして自己啓発の講演会やセミナーなどにも、よく参加していました。

その時は、主に仕事を成功させたいという思いで参加していたのですが、そういった勉強をしても、なかなか成功は難しかったのです。やはり、自らのきっかけや気付きが必要だったのでしょう。それは人それぞれで、まったくきっかけや気付きのない人もいると思います。

しかし私はがんを患い、生き方を変えるために、改めて今までの自分の生き方を振り返ってみました。

それでわかった以前の私の性格や行動は以下の通りです。

●几帳面
●神経質
●キレイ好き
●周りのことを気にする
●他人の悪口や批判
●すぐに愚痴る
●自分の責任を他のもののせいにする
●人生の目的や夢など考えてない

●物欲ありあり
●お金に支配されている
●見た目ばかり気にしてしまう

負のエネルギーが強かったように思います。改めて、そんな性格と行動がストレスを作っていたのだと思いました。

「今までの自分が嫌い」だったわけではありません。しかし振り返ってみれば、病気になった原因は、どうもこのマイナスパワーの強い性格と行動にありそうです。がんを治したい、その一心から、私は自分を変えてみる決意をしたのです。


自分の性格や行動を変えるということは、大変なことです。今までの人生、約50年背負ってきたものを下ろして、未知のものをこれから背負って生きていくのですから。それでがんが治る保証もありません。

当然のことながら、そんなに簡単に人は変わりません。心配や不安は簡単にはなくなりませんでした。しかし、これまでの経緯を思い出し、思考を変えてみるよう努力を続けたのです。
そしてこう考えました。「がん」という病気は、私に対する大きなメッセージではないのか。

また私は、今までに患った他の病気のことを思い返してみました。例えば「風邪」になった時のこと。誰でも、1度は風邪を引いたことがあると思います。「風邪」を引くと、まずはそうなった原因を自分なりに振り返ります。「寝不足続き」や「薄着で寒い思いをした」「風邪を引いている人と一緒の時間を過ごした」などと思い当たる節が見つかります。
そして、次に風邪を治そうとします。医者に診てもらったり、睡眠を取ったり、身体を温めたりと退治する方法は様々ですが、一致しているのは、風邪になってしまった原因と退治法を私たちは知っているということなのです。だから治療については自ら判断して選択します。

では、「がん」という病に対してはどうでしょうか？

「がん」は、以前「不治の病」と言われていました。医学が進歩した今でも、死亡率の高い病気であることに変わりはありません。依然として「死」に近い病気であるというイメージでしょう。

その「がん」になってしまった時は、どうでしょう？

ほとんどの人は、病院に行って医師の判断に任せているようですが、私は他の病気と同じだと思うのです。

がんになる前、私の「がん」に対する認識は「死に近い病気」ということ、「自分はかからない病気」という程度でした。しかし、がんと向き合わねばならなくなった時、私は「風邪」の対処法と同じ角度から「がん」の対処法を考えてみたのです。

そこから導き出された答えは、がんの症状は「十人十色」であり、「がん」の正しい、絶対的な治療法はないということ。「百人百色」と言っても過言ではありません。だからこそ、私は自ら考え、自分なりの治療法を決めました。絶対的な治療法がないからこそ、治るも治らないも自分次第だというのが、私なりに出した答えだったのです。

正解がないのですから、もちろん不安はあります。しかし決めた以上は「命がけ」で取り組みました。

「生きる」ことに「集中」するとは!?

「命がけで取り組むこと」＝「今までの自分を捨てて生まれ変わる」

これが、私のがん治療においても、もっとも意識していることです。

今までのライフスタイルが原因で「がん」を患ってしまった。だから、これからは新しいライフスタイルで生きること。そして、「これがこの病気からのメッセージだとしたら?」。

私はこの角度で「がん」に向き合いました。

メンタルに大きな原因があってそういう自分だったから「がん」になってしまったのなら、今までの自分を変えなければならないですよね。

そんな気付きから、現在は、こんな自分で毎日を過ごすように心がけています。

●楽観的

●脱几帳面

●周りの目を気にしない
●人は人、自分は自分
●人生の目的、夢を見つける
●常に目標を持って行動する
●自然の流れで生きる
●農業（自然栽培）をやる
●季節を感じる
●自然に触れる又は感じる（風又は空気、土、火、水）
●気の合う人との出会い
●時間を大切にする
●自然環境を守る
●すべてに感謝する

これらは、「がん」という病気が教えてくれたことです。
「ストレスは、身体によくない」と言われていますが、なぜよくないのか？

ストレスとは、自分の思うようにならないことへの不満や心配や怒りなどが主な原因です。私もたくさん経験があります。

人それぞれにそれぞれの原因があって、ストレスを作ってしまっているのですが、共通している思いは、「ハッピー」ではないこと。

その思いを引きずる人、他人にぶつける人、ふさぎ込んでしまう人。これも人それぞれですが、誰も「幸せ」な気分ではありません。「ハッピー」や「幸せ」とは、真逆な気持ちです。

この「幸せ」とは、真逆の感情や気持ちが「がん」を作り出すのだということを今は実感しています。

と言っても、いきなり大きなところから一気に変えるのは難しいことです。例えばこんな小さなところから変えてみました。

それまで庭の雑草が気になるので、すぐに草むしりをしていました。これを年中やっていましたが、それを止めてみました。

逆に雑草を伸ばし放題にして、どこまで我慢できるのか？ を試してみたのです。すると不思議なことに、3～4カ月に1回程度の草むしりですむようになりました。考えてみると、季節ごとにやっていることになります。そして、これも自然のサイクルだなと感じます。なんだその程度かと思われるかもしれませんが、当初はこの程度ですら変えることが苦痛だったのです。

人の意見やアドバイスについては、あまり聞かないほうでしたが、まずはすべて聞くようにしました。この人の話は聞かないとか聞きたくないという感情は止めるようにしたのです。

今までは、心のせまい私がいて、他人の意見を感情的に閉ざしていました。これも最初は非常に苦痛でした。しかしこれも「忍耐」の勉強だと自分に言い聞かせて、耳を傾けるよう取り組んだのです。その後、確かに忍耐力が付きました。

しかし、身についたのは忍耐力だけではありませんでした。

「人の話を聞く」という行為自体が勉強になったのです。

「十人十色」

人の感情は様々で、1つのテーマに対してそれぞれの人に、それぞれの思いや考えがあり、そのどれもが間違っていないということです。

今までまったく気付かなかった視点が、その人目線で話を聞くようになったことで、開けてきたのです。これは新鮮な気付きでした。今まで自分の考えに意固地にこだわり気味だった私にとって、この気付きは本当に心を軽くしてくれることでした。

そして、自分に課した「生きる」という目標を達成しようと懸命になる中で「集中する」ことができるようになってきました。


がんになる前、私は仕事などで多くの目標を立てて前に進んできましたが、「集中する」ことはしていなかったようです。ただがむしゃらに前に進もうとしていただけでした。今にして思えば、だから上手くいかないことも多かったのでしょう。

しかし、今は目標に対し、とりあえずの方向性を決め、方向性が決まったら次は具体的に目標を達成するため常に集中しています。明らかに以前に比べると集中力が増したと思います。集中できる時間や期間が、以前よりもはるかに増していることを実感しています。

それに伴い、以前ならうまくいかなかったことがうまくいくようになる、これもがんになったからこその変化の1つなのでしょう。

ポジティブの先にあるもの

ポジティブというと能天気なイメージ、あるいは無理やりな前向きさをイメージする人も多いと思います。ここで、私なりのポジティブな考え方をご紹介しましょう。

一般的にポジティブシンキングとは、すべて前向きに考えるとか、マイナスに考えないようにすることだと言われています。少なくともがんになる前は、私もそう思っていました。しかし、生きるための生活に真剣に取り組む過程で、自分なりに気付いたことがありました。

実際生きていて、ポジティブだの前向きだのと口にしていても、まったく前に進まないこともよくあります。

そう、がんになる前、私は進まないことが多かったのです。

『何でなんだ?』
『どうしたらいいんだろう?』

以前であれば、ポジティブを口にしながら、本当の自分は悩みに悩んで、胃の痛い思いまでしていましたが、今は一旦、立ち止まって考える時間を持っています。

悩むより考えることにシフトすることにしたのです。そうすることで、いつのまにか「悩み⇓ストレス」というがんになる以前のパターンが、自分の中で打ち消されていきました。

今の私は、まず目標を決めて、そこに到達するにはどうしたらよいのかを具体的に意識しています。例えば食生活を変えるために、徹底的に調べて実行する、「メンタル」を鍛えるための方法を探して実行するなどです。

目標に向かって進むうちに、忙しくなってきて、気が付くとネガティブな考えを持つ余裕がなくなっています。このように、そもそもポジティブなど意識せずにひたすら打ち込む、これこそがポジティブなのかな、と感じています。あくまでも、私なりの考えですが。

「失敗と経験」は必然だった⁉

「失敗と経験」についてです。今だからこその話になってしまいますが、がんにかかる前の私は間違ったり、失敗したりすると、かなり落ち込んでいました。

失敗は、私にとっては重大事でした。

『なぜなんだ？』

『どうしてなんだ？』

と長時間、悩み続けることもしばしばです。

それがこの病気になって気付くことができました。失敗したらやり直せばよいだけだと。

むしろ今は、

「間違いや失敗は、すればするほど経験になって自分の財産になる」と思っています。しかし、同じ間違いや失敗はよろしくないです。同じ失敗を繰り返していては、せっかくの経験が生かされていないことになります。それがまたネガティブな感情を揺り動かしてしまうからです。

流れのままに生きる。今となっては、そんなことも思いながら生きています。がんになった人の多くはそうだと思いますが、私も病気になり、「生と死」の意味を自分なりに考え、今までの軌跡を振り返ってみる機会ができました。子供の頃から今に至るまで、いろいろなことが甦ります。人には、それぞれに歴史があります。その歴史を振り返ってみることって必要なことなのだと思います。

楽しかったことや嬉しかったこと、苦しかったことや辛かったこと、寂しかったことや悲しかったこと。これらを経験したことですべてが成り立って、今があるのだということです。偶然起こった出来事のようでも、それは偶然ではないのです。その偶然がなかったら、今とは違った人生を歩んでいたのかもしれません。ですが、その違った人生を選び直すことはできません。「もしも」や「たられば」の思いはあっても、それは実現しないのです。私は、このように自分の歴史と現実を自分なりにとらえてみました。

するとがんにかかったこの状況も必然だったのだと思えてきます。

『自分の人生はこんな風な流れだからしょうがない』と納得している自分がいました。そして、『だったら、これから先も自分の思うように自然な流れで生きてみよう』という思いがふっと湧いてきました。

簡単な表現では「ケセラセラ」のようなことです。人生は「なるようになる」ということなのでしょう。このように考えることができるようになって、次第に後悔やつらさを感じることがなくなってきたのです。

自己啓発本をヒントにメンタルトレーニング

こんなふうに考えられるようになって、心底気持ちが軽くなっていきました。

意外に思われるかもしれませんが、このような心境に至る上で大きな助けとなったのが、がん関連書とはまったく違う、いわゆる自己啓発本などの書籍です。自己啓発本はビジネスパーソンがより仕事を成功に導くために読む本というイメージが強いので、がん患者が読む本というイメージは湧きづらいかと思います。

しかし前述したように、私はがん治療のためのメンタルトレーニングをしながら『仕事でかじったことのある自己啓発に似ているな』と思いました。

そこで意識的にがんの治療に「自己啓発」の考えを取り入れていったのです。それまで仕事を成功させるために学んでいた「自己啓発」は、内容的にはこんな感じでした。

「夢を叶える」
「自分を見つける」
「ほしいものを手に入れる」

通常は仕事を成功させ、リッチになることを夢や目標にすることがほとんどです。しかし私は、「健康になること」を目標に置き換えて考えてみました。すると、この考えがピタリとハマったのです。

私が自己啓発本で、最初に影響を受けたのが山崎拓巳さんの「やる気のスイッチ」という本でした。

どんなことを学んだのか簡単に説明させていただきます。

「人は誰でも、セルフイメージを上げることで、ホメオスタシスが働き、スコトーマが外れて目標が達成できるようになる」

解説しましょう。

「まずセルフイメージを書き換える。するとホメオスタシスの力によって、努力感なく大きな目標を達成することができます。

同時にスコトーマが外れるので、もともとないと思っていた人脈、方法、アイデア、お金などは自然に湧いてくるように手に入ることでしょう」

次に各用語の説明です。

●セルフイメージとは

これは自分で自分をどう思っているかということです。「これ以上ではないけど、これ以下でもない」という自分に対して持っているイメージとも言います。

例えば、自分はギターなら自信はあるけど、キーボードは弾けない。物を作るのは好きだけど、不器用だから上手く作れない。読書は好きだけど、映画はあまり好きじゃない。好きなものになら1万円出すけど、興味のないものには一銭も出さない。赤い服は好きだけど、青い服は嫌い。

自分に対して「これ以上じゃないけど、これ以下でもない」という自分の法律のようなものがあると思います。

「2000円のランチは嫌だけど、500円のコンビニ弁当も嫌だ。

で、1000円から1500円が自分にはいいかな?」

このように、人は自分なりの考えに幅を持っています。これが自分に対するイメージ。つまりセルフイメージなのです。

セルフイメージというのは、自分が満足できる場所のようなところ。これ以上でもなく、これ以下でもない自分らしいところがセルフイメージです。

心地がいい場所なので、人はその時に持っているセルフイメージの範囲内に収まろうとするのです。

●ホメオスタシスとは

ホメオスタシスというのは恒常性と訳されます。常に「今のまま」の状態を維持しようとする性質のことです。

生き物が生きる上で大事な役割を果たすホメオスタシス。例えば体温を一定に保とうとする機能や喉が乾いて水を飲みたいと欲する機能。

例えば寒さに震えがくるのは、運動によって、体温を上げようとする身体の機能ですし、体から水分が失われた時には、水分を補給して体を正しい状態に保とうとするのです。

自分自身を正しい状態にすることで生命を維持する機能がホメオスタシスなのです。「生きる」ということを考えた時、昨日を生き延びた生き方と同じ生き方を今日もするのが安全だと言えます。昨日と同じ生き方になるように体の状態も、気持ちの状態も保とうとするのがホメオスタシスの役割です。

メンタルについても同じ法則が働きます。なぜか、急にやる気のスイッチが入った時は、自分でも信じられないくらい頑張れたのに、翌日になるとそのやる気が突然消えてしまった。こんな経験がある人もいると思います。

これはホメオスタシスが、保ちたい状態と違う状態になってしまったことで起きることです。いつもと違う状態になっていることをホメオスタシスが感じると、普段と同じ状態に戻らせるような信号を発信するのです。

この信号を受けて、突然にやる気がなくなってしまうということなのです。言い換えると、セルフイメージの範囲から外れてしまった時にセルフイメージの範囲におさめようとするのがホメオスタシスだと言えます。

●スコトーマとは

スコトーマは、わかりやすく言うと「思い込み」ということです。心理学では「心理的盲点」と言われます。

「これは、こうだ！」という思い込みこそがスコトーマと言うことになります。スコトーマが外れる現象は、今までの思いや考えから新しい視点を手に入れた瞬間に起こるようです。

「以前は、こう考えるのが当たり前だと思っていたことが、今は違った角度から考えられるようになった」

ということを感じたとしたなら、それはスコトーマが外れていると言えます。

「今までこう思っていたけど、こんな考え方もあった。こんな視点もあった」と視野が広がる状態が「スコトーマが外れる」ということなのです。

「セルフイメージを上げると、ホメオスタシスが働き、スコトーマが外れて、新しい情報がどんどん入ってくる」

つまり、より高い意識のセルフイメージが持てるようになると、その高い意識に自分自身がいないと居心地が悪い状態に変化していくということです。

今までと同じような低い意識でいるとホメオスタシスが働き、早く心地よく高い意識に行こうとするのです。そうすることで、今までになかった新しい情報が入ってきて、スコトーマが外れて、新しい視点が手に入ります。それにより今まで気付けなかった情報に気付き、目の前の課題を超える術が手に入るわけです。

スコトーマが少しわかりにくいかもしれませんが、例えば次のようなものです。見えているはずなのに見えていない。自分にとって重要だと思っている情報は手に入れるけど、そうでないもの（そう思っているもの）は見逃しているということ。

つまり、今のセルフイメージにふさわしい情報だけを取り込んでいるということなのです。

それは、セルフイメージが変わると新しい情報が入ってくるということです。この新しい情報によってさらに新しい視点が持てるようになるのです。

この瞬間が「スコトーマが外れる」ということになります。

自分のセルフイメージが上がり、ホメオスタシスの働きによって高く持ったセルフイメージに向かって突き進んでいく。そして新しい情報がどんどん入ってくるとスコトーマが外れ、どんどん新しい視点を持てるようになってくる。

新しい視点を持つと、今までと違う発想が持てたり、違う人たちと付き合うことができるようになっていきます。

その結果、自分が目標とするものに対するアプローチを変えていくことができ、やがてその目標は達成されることになるのです。

いかがでしょうか？　私は、これで「やる気のスイッチ」が入りました。今までの考えを捨て、新しいことを考えるように切り替えると、新しい考え方の情報が入ってくるようになります。

例えば私の経験から、車を新しく買い替えるとします。そうすると、なぜか新しく乗り換えた車と同じ車を見かけるようになるのです。不思議なことに前の車をあまり見かけなくなりました。これは、気付きの違いなのだそうです。

実際には前と同じ状況なのに、不自然に思えるくらいに自分の車と同じ車に遭遇しているような気がしてしまいます。これが「スコトーマが外れる」ということなのです。

自分を変える、変わるきっかけと出会う

もう1つ、影響を受けたのは世界ナンバー1のカリスマコーチ、アンソニー・ロビンズの「Unlimited Power」という本を本田健さんが翻訳をした「一瞬で自分を変える法」(三笠書房)という本でした。

この本は友人からプレゼントされて読んだのですが、読み終わった時には「目から鱗」が落ちていました。

この本を読んだことがキッカケで様々な気付きがありました。そして、その気付きによって今の自分になれたのだと思います。

この本の原題を文字通りに訳すと「無限の力」となります。

「人は、一つのキッカケで〝まるで別人〟のように成長する」

「一瞬にして劇的に自分が変化する」

自分の内に秘めている「無限の力」を使えば、ほしいものが手に入れられると著者は言っているのです。私の場合は健康でした。

他にも、影響を受けた自己啓発系の本やＤＶＤはたくさんあります。

私は、それらをすべて「健康とがん治療」に置き換えて考えてみました。「健康」を得るために自己啓発の考え方を使ってみた結果、私は自分が一皮も二皮も剥けたように思います。そして、何よりも実際に「健康的」な毎日を過ごすことができています。

実際に本気で取り組んでみるまで、メンタルトレーニングにこんなにも凄いパワーがあるとは、思いもよりませんでした。本当に「一瞬で自分を変える」ことができるのです。

このように退院してから、恐れや不安、いろいろな壁に直面しながら、それをどうしたらクリアできるのか？　そんなことを考えてばかりの毎日でした。繰り返しますが、そんな時「思い悩む」のではなく、「立ち止まって、考えてみる」時間を作ったことが私にとって、非常にプラスとなりました。

それは、あくまでも私のパターンであって、誰にでも当てはまるとは思いませんが、必ずその人に合うやり方があるのだと思います。それを見つけることができると、その先の人生も大きく変わってくると思います。

私は、大きく変わりました。よい意味で。

第四章

お金がかからない がん治療

がん治療の選択をいつ、どこですべきか？

私はがんだとわかってから手術を行い、5年生存率が7％未満であることを告げられました。その後の治療として食事療法とメンタルトレーニングを行い、8年が経過しましたが、再発、転移、異常所見はまったくありません。

私のがん治療法について今だからお伝えできること、結果的によかったことや幸運だったことなどをお伝えしたいと思います。

まずは、これまで行ってきた治療法が、いかにお金がかからなかったのかについてです。

一般的というか、がんを患った多くの方が行っている「抗がん剤治療」を、私は行いませんでした。

ここで改めて私が体調を崩してから行ったがん治療の経緯と内容を紹介します。

●まず、体調の異変から地元のクリニックで診察を受ける。
●翌日、胃の内視鏡検査を受ける。
●胃上部の細胞を採取して病理検査に提出、１週間の検査結果を待つ。
●検査の結果、胃がんであることが判明。
●医師からは、早期の手術をすすめられる。この時は、進行性（スキルス性）のがんであることは知らされなかった。
●セカンドオピニオンを受ける。
●ここでも、早期の手術をすすめられる。この時に進行性（スキルス性）のがんであることを知る。
●がんの治療法を模索し、悩み抜いた末に手術を受ける決断をする。
●手術を受ける病院を決め、そこで再度の検査を行う。
●検査の結果、やはりスキルス性の胃がんであるということが判明。
●手術は「胃の全摘手術」を行うと伝えられる。

●手術決行。
●手術後に摘出した胃を病理検査に提出、１週間の検査結果を待つ。
●検査の結果、ステージⅣであることが判明。
●医師からは、抗がん剤治療をすすめられるも断る。
●手術後の回復は順調で、手術から１週間後に退院。
●退院後、現在も食事とメンタルトレーニングによって再発予防している。

実践したのは「がんに栄養を与えない、生きるための食」

私が行った食事療法は、「生きるための食」でした。

「スキルス性の胃がんステージⅣ」という病気を考えた時に、がんを抑え込むための答え、それは「がんの栄養になるものは一切口にしないこと」でした。

この先一生、「がんに栄養を与えない、生きるための食」を続けることを誓ったのです。

繰り返しになりますが、まず最初に、退院後からの食事については、オーストリア人のルドルフ・ブレウス（Rudolf Breuss）氏が提唱している食事療法（自然療法）を行いました。

ブレウス氏は、あまり日本では知られていませんが、ブレウス氏の提唱する自然療法によって、末期とされるがん患者が世界中で４５０００人以上治癒しているそうです。

この治療法の考え方は、とてもシンプルです。薬は一切使わずに生の果物と野菜のジュースでがんを治癒してしまうというもの。

具体的には、「患者には生きるために必要な最低限の栄養しか与えずに、悪性のがん細胞への栄養を絶ってしまい、おとなしくさせてしまう」という方法です。

この治療法の最大のポイントは、たんぱく質を摂取しないこと。まずは、元気ながん細胞をおとなしくさせるために、患者には食事を与えずに寝たきりの状態になってもらいます。しばらくの間、その状態を続けているとがん細胞たちが段々と元気をなくしていき、反対に生きるために必要な細胞たちが元気になってくるという理論です。

しばらくの間、身体に栄養を与えないと、生きるために必要な細胞たちが、次第に身体の中で力を付けていき、がん細胞が好き勝手できないようになるそうです。

身体を極限状態にしてから、少しだけ栄養を与えた時には生きるために必要な細胞のほうががん細胞よりも強い力が働くのだそうです。この状態を40日間続けるとがん細胞が消滅してしまうと聞きました。

これは、以前に紹介したファスティング（断食）と考え方が共通しているように感じます。

私は、まずこの食事療法を実践しました。

また、私は入院中に整腸薬として「六君子湯（りっくんしとう）」という漢方を飲んでいました。

「六君子湯（りっくんしとう）」とは、胃腸の機能がトラブルを起こしている時に胃腸のはたらきを高める作用があり、胃の痛みやもたれなどの不快感を改善する漢方薬です。食欲がわかない、吐き気がするといった症状の他、胃がもたれる（消化不良）、胃が痛い（胃痛）、胸やけがするなど胃腸が弱っている方に処方されます。8つの生薬（人参、半夏、茯苓、白朮、大棗、陳皮、甘草、生姜）の作用で、胃の痛みなどの原因となる胃の排出機能を整える効果があるとされています。

手術後は点滴での栄養補給だけでしたが、その後の流動食になる前に飲んでいたのです。この「六君子湯」という漢方も私がリクエストしたものでした。

退院後は、薬やサプリメントはほとんど飲みませんでした。一般的には薬と一緒にサプリメントも処方される人が多いようですが、私はそれを断りました。薬とサプリメントに頼らずに「生きるための食」で、乗り越えようと思ったのです。

がん治療のお金と現実

私は「抗がん剤」治療を行いませんでした。私のがんには効果がないだろうというのが理由でしたが、治療費を安く抑えられたという思わぬ効果がありました。

抗がん剤による治療費は治療目的、がんの種類、がんの進行度（ステージ）、抗がん剤治療で使用する抗がん剤の組み合わせ、患者の体格などによって大きく異なります。

また、抗がん剤の種類によっても変わりますが、抗がん剤治療は投薬期間と休養期間がワンセット（1クール）になって数週間をワンセット（1コース）として行われます。

これが長期間続くのか短期間で終わるのかは、がんの症状や患者によって様々です。

そのため抗がん剤による治療費は、一概にいくらかかるとは言えません。例えば、胃がんの場合で数万円から80万円程度です。ただし、治療が繰り返されると、その数倍〜数十倍の費用がかかります。

その他にも入院することになれば、差額ベッド代や食費などがかかります。

高額療養費制度という国の制度を使えば安くなります。高額療養費制度とは、患者の負担軽減のため1973年に導入された制度です。一定の限度額を超えた医療費が健康保険から払い戻されます。ですが、それでも以下のような費用が発生します。

自己負担限度額は年齢、所得で変わり、国民健康保険で70歳未満の場合、上位所得者（年間所得600万円以上）は月額自己負担額約15万円、一般（同未満）は約8万円、住民税非課税者は約3万5千円。年4回以上支給を受ければ4回目から下がり、一般だと4万4400円になります。

以上が、抗がん剤治療を行った場合の医療費の一例です。

細かな金額は、患者さんの治療内容や収入によって変わりますが、一般的に高額療養費制度を利用して、医療費の負担を軽減されている人がほとんどのようです。

しかし、それでも医療費は1ヶ月に数万円かかってしまいます。年間にすると数十万円〜百万円以上かかってしまうことも珍しくありません。相当の経済的負担がかかりますが、私はそれを免れました。

行わなかったもう1つの治療法「放射線治療」も同様に結構な費用がかかります。放射線治療の費用は方法によって違いますが、おおむね3cm程度の小さな病巣に対して行われることが多い定位放射線照射という方法で、60万円程度が目安ですが、重粒子線治療・陽子線治療では300万円程度かかる場合もあるようです。

例えば前立腺がんに対する重粒子線治療は、先進医療に指定されているものの、治療そのものに健康保険は利かないため、自己負担で約300万円かかるようです。

正解がなければ後悔もない。必要なのは納得感だけ。

私はがんになって、家族のありがたさを心の底から実感しました。家族みんなが、私のわがままに付き合ってくれました。私の思う治療法に反対せずに、みんなが全面的に協力してくれたのです。

繰り返しますが、手術後の治療としては、抗がん剤治療をするのが一般的です。私も主治医から「抗がん剤治療」をすすめられました。しかし私はこれを断りました。これは、簡単な気持ちで決めたのではありません。特に心配していた家族には十分に説明をしました。

自分の身体への負担や副作用に対する抵抗感がかなりあること。今までに抗がん剤治療を行った人たちを実際に見たり、話を聞いたりして、その副作用の怖さについて知っていること。

その上で改めて妻と2人の子供たちに、そして母と兄に協力をお願いしたのです。私の性格を知っている妻と子供たちは、比較的すぐに理解してくれましたが、母と兄には何度も「大丈夫か？」と心配されました。

それもそうです。99％のがん患者は抗がん剤治療を受けますし、それが標準治療として正しいのです。そこから外れた独学の治療を試したいと言われれば、「そんなことをしたら死期を早めるだけではないのか」と感じてしまうのは一般的に見て当然です。

しかし粘り強く説得を続けていくうちに、私の考えと意志の強さが伝わり、その後みんなが協力してくれることになったのでした。

それでも、また反対が蒸し返される可能性もあるかもとの思いもありましたが、私の家族は、それから私が行う治療法に1度も反対せず、全面的に協力してくれました。

今でもそうしてくれています。

『反対されないだけでもよしとしなければ』とも考えていましたが、私の家族は、私のことを全面的にバックアップしてくれたのです。何も言わずにそうしてくれた妻と娘たちには、感謝しかありません。

がん治療に、「絶対に治る」という正解はない

がん治療に関しては、どの治療法がよいのか？

がんの治療法については様々な種類があり、それぞれ賛否があると思います。「抗がん剤治療」だけではありません。3大医療、統合医療、代替医療、自然療法等々。この他にも今では、数えきれないほど「がんの治療法」があります。

がんを患った人であれば、誰でも治療法で思い悩むことでしょう。そして、誰でも不安と恐怖の時間を過ごすことでしょう。

自分がこの先、どうなってしまうのか？

私もそうでしたが、どの治療法にも正解は見つけられませんでした。「絶対に治る」という治療法は見つけられなかったのです。すべて、結果的にどうだったのか？　ということでしかありません。

そう考えれば、「抗がん剤治療」も自ら選択するのであればよいのだと思います。が

んになった患者自身が自分で治療法を決めるべきなのです。

しかし、残念ながら自分の思う治療法を実行したいと思っても、自身の回りの人たちの反対にあい協力が得られなかったり、主治医に治療をすべて任せている人が、非常に多いのが現実です。私の知人もそうでした。

「本当は、抗がん剤治療はやりたくなかった。だけど仕方なくやったんだよ」

しかし、副作用がひどかったようで、私に「こんなに抗がん剤がキツイとは思わなかったよ。もう2度と抗がん剤はやらない。お前はやらなくてよかったな。俺もやらなきゃよかったよ」と。

そして「この抗がん剤治療は結構、高かったんだよ。保険は利いたけど、先払いみたいな感じで、手持ちのお金で支払ってたから、キツイ時もあったんだ」と話をしていました。

人任せだと後悔が生まれます。正解がない以上は、後悔しないためにも自らの納得感が必要なのだと思います。

そういう意味でも、私は本当に恵まれていました。

私は「人生に絶対はない」と思っています。あの時の私は、自ら選んだ治療法を貫く強い意志はありましたが、それ以上に「がん」に対してのプレッシャーも相当ありました。

スキルス性胃がんステージⅣは、データによっては5年生存率が4％前後とされています。実際に、スキルス性胃がんの90％は発見された時には既に腹膜播種があり、ステージⅣと評価されているようです。つまり、スキルス性胃がんの5年相対生存率は実質的に極めて低い数値になっているのです。

このように、スキルス性胃がんの余命は他のがんに比べて極めて短いものだと予測され、現にスキルス性胃がん患者の多くは、余命数ヶ月から長くて1年程度と宣告されることが多いようです。

スキルス性胃がんは、胃がんだけに限らず、あらゆるがんの中で最も経過が悪く、治すことの難しい難治がんとして評価されています。

死ぬかもしれないプレッシャーの中、標準治療である「抗がん剤治療」という選択肢を捨てることに、当然怖さはありました。しかし、このがんに対して、抗がん剤治療がどれだけの効果があるのか？　果たして、抗がん剤治療を行ってどれだけのよい結果が得られるのか？

私にはどうしても、副作用などとは別に、抗がん剤治療での効果が得られる見込みを感じられなかったのです。

心を打たれ、克服への決意が湧いてきた妻の一言

極度の心配や不安、そのプレッシャーと戦いながら、始めた治療でした。本などで自分なりに調べ、世界的にエビデンスがあることは確認したものの、日本では、あまり受け入れられておらず、一般的に信用されていない治療法を行う訳です。この先どうなるのか誰にもわからない状況です。

治療中の生活をどうしたらよいのか？　そんなことばかりを考えてしまい、ネガティブな気持ちになってしまう時も当然ありました。また体力的に、しばらくの間は仕事ができません。そう覚悟して、挑んだ治療でもありました。

私はサラリーマンではなかったので、仕事ができなくなると収入がなくなってしまいます。ではどれくらいの期間、仕事ができないのか？　実際に体調がよくなってきたとしても、仕事に復帰できるのは、いつ頃になるのだろうか？　そして、その間の治療費や生活費、子供たちの学費などは、どうしたらよいのだろうか？

やはり、お金のことが一番気になりました。

「がん保険」などに加入している人は、がんと診断をされると「一時金」が支給されるように聞きますが、私は「がん保険」に加入していなかったので、保険金の支給はありません。国の制度である高額療養費制度での限度額の適用以外、何の保証も支給もありませんでした。

この先、抗がん剤治療は行わないにしても、実際に払わなければならない医療費がどれくらいになるのか？　病院へ行くための交通費も馬鹿になりません。

『こんな状況になると人は、自然にため息が出てしまうものなのだな』と思ったりしました。妻にもこの話をし、考え込んでいると妻がこんなことを言ってくれました。

「別に何も悪いことをしたわけじゃないんだから、あとはなるようになるよ。だから、治療に専念して、いらない心配はしないほうがいいよ。みんなも早く治るように応援してるんだから」

私は、この言葉に心がふるえました。

「そうだね。ありがとう。ちょっとトイレに行ってくるね」

そう言って、トイレの中で涙したのです。

『前に進むことだけを考えよう』

そして、この時「この病気を絶対に克服してみせる」という強い感情が、身体の中から沸き起こったのを覚えています。

このように、私には常に身の回りに強い味方がいてくれました。こういったことの重なりが、今までに起こった数々の奇跡につながったのだと思います。

私が、ここでお伝えしたいのは、「生きることを諦めないこと」そして「目標を持って生きること」です。何をするにしても、諦めた瞬間に、願いが叶う確率はゼロになってしまいます。諦めなければ、その思いが１００％ではないにしても、少しは叶うと思うのです。その少しが、少しずつ、少しずつ増えることを願うしかありません。願いは叶えるものなのですから。

もう1度、言わせてください。

すべてに対して「諦めないこと」そして、「目標を持って生きる」ことです。がん治療には、この考えが必要不可欠に思います。

第五章

がんの再発を防ぐために、参考にした本の一覧

私はがんを患ってから、「がんとは一体どんな病気なのか？」「この病気には、どんな治療法があるのか？」など、この病気に向き合いながら必死に模索し続けてきました。そして参考にした本も何冊か紹介させてもらいました。

私同様に、がんになってしまった方や家族は、どんな治療法があるのか知るために、がん関連本を購入することが多いようです。しかし、そこで戸惑うのががん関連本の種類の多さ。それまでがんなど他人事だと思っていた私たちにとって、どれを買って読めばいいのか、よく判断できないのが現実です。

そこでこの章では、少しでも皆さんが本選びする時の手助けになるように、具体的に、私が参考にした本を紹介させていただきます。中にはがん治療とは関係ないように思われる本も入っていますが、がんとは不安との闘いでもあります。私が不安と向き合う上で、非常に参考になった本も取り上げていますので、機会があれば是非読んでみてください。

フィット・フォー・ライフ

ハーヴィー・ダイアモンド他著（グスコー出版）

ナチュラル・ハイジーン（自然健康法）の第一人者でアメリカ健康科学カレッジにおいて最高学位を取得したハーヴィー・ダイアモンドと、夫人であるマリリン・ダイアモンドによって２００６年に出版され、全世界で１２００万部を売り上げた書籍です。

フィット・フォー・ライフとは、「健康になるための、生命と調和した生き方」といった意味。この本は、毎日の食事に関する基本の原則を書き記したものです。「自然」と「健康」と「食べ物」に関する哲学や「自然治癒力」について書かれています。

なぜ、人は食事をするのか？　それは、生きるために必要な栄養素を摂り入れるために食するということです。私は、この本から食べる意味と大切さを学びました。

そして、「食べるために生きる」ことをやめて「生きるために食べる」ことにしました。食べたもので、健康にも不健康にもなれる（なってしまう）ことがわかりやすく書かれています。

からだの力が目覚める食べ方　究極の健康栄養学5つの法則

ハーヴィー・ダイアモンド著（ディスカヴァー21）

同じく「フィット・フォー・ライフ」の著者でナチュラル・ハイジーン（自然健康法）の第一人者のハーヴィー・ダイアモンドが、今すぐできる効果的な食事法を紹介している著書です。

食べ物、食べ方について、何をどう食べたらよいのか？　誰でも自身の健康には、強い関心を持っていると思います。そして、誰もが健康を手に入れたいと思っています。自分は健康になれるのか？　生活習慣の中の1番大事な食習慣を変えるだけで、以前とは見違えるような健康体を手に入れることが可能だというのです。

栄養的にもバランスのとれた、理に適った食に関する情報提供書です。

チャイナ・スタディー

コリン・キャンベル他著（グスコー出版）

著者のコリン・キャンベル博士はコーネル大学栄養学の教授で、栄養とがん関連についての専門家です。ダイオキシンやアフラトキシンといった毒物に関する研究や、疫学研究の「中国プロジェクト」を指揮しました。

表題のチャイナ・スタディー（中国プロジェクト）は、アメリカ国立がん研究所が資金提供し、イギリスのオックスフォード大学、アメリカのコーネル大学、中国のがん研究所を始め様々な国家の機関がかかわり、１９８３年から１９９０年にかけて中国で行われた食に関する大規模研究です。

中国は、非常に食事や生活方法の多様性があるため、食事の違いによって疾患のリスクがどのように変化するのかを調査するのに最適だと考えられたのです。

研究の結果、コリン・キャンベル博士は動物性食品をまったく食べないことが一番安全であると結論付けました。動物性食品、特に動物性のタンパク質摂取により、がんを招くという衝撃の事実を証明した著者の研究実績を伝えているこの著書は、ベストセラーとなり、多くの国で翻訳出版されています。

いかに食べ物が人の人生に影響を与えているのか？　なぜ、正しい情報が発信されないのか？　今も、これからも健康的で安心安全な食材や食品は何で、どれが本物なのだろうか？　を考えさせられました。

「プラントベース（植物性食品）の、ホールフード（未精製、未加工）で構成された食事」「自然の食べ物」「正しい食べ物」が、生活習慣病の予防・改善を可能にすることがわかります。

50代からの超健康革命　「第二の人生」を幸福に過ごすために

松田麻美子著（グスコー出版）

松田麻美子氏は日本におけるナチュラル・ハイジーン（自然健康法）の第一人者で、日本ナチュラル・ハイジーン普及協会会長です。

ナチュラル・ハイジーンとは、直訳すると「自然健康法」となりますが、実際は「人の身体をケアし、大切に健康を維持するための最も優れた方法」ということなのです。

「病気は避けられないもの」ではありません。「病気とは、自らが作り出しているもの」なので、日頃から心がけて行う「セルフケア（自らが行うケア）」を実践することによって、ほとんどの病気の予防と改善につながるということが書かれています。

そして、「生命の法則」は「自然の法則」で成り立っているということです。

人の身体は「自然の法則」の1つである「原因と結果の法則」によって支配されています。病気の原因が生活習慣病であるのであれば、今までの生活習慣を変えればよいのです。

特に食の習慣を変えるのが一番の改善につながるということです。病気の原因となる栄養素を絶ち、身体に合うものを摂り入れることが最も健康を手に入れる近道なのです。

「がん（慢性で元に戻れない組織の退化）」とは？

がんは、数年のうちに形成されるものではありません。長い年月に渡り、溜め込まれていた毒素の影響で細胞の遺伝子コードが変えられてしまい、脳がコントロールできない、デタラメな増殖を繰り返し、正常な働きをしない細胞（がん細胞）が身体の組織を攻撃し、蝕んでいくのです。

この状態になる前に身体からの異常を知らせる警告サインが何度となくあったはずです。

私たちの病気は、「風邪」のような単純なものから始まり、様々な病気の形態を取りながら、組織を傷つけ、細胞の遺伝子を狂わせてしまい、「がん」という最悪な形態へ至ってしまいます。

「風邪は、万病のもと」という格言には、とても深い意味があったのです。健康の本質について書かれた素晴らしい良書です。

超健康革命・名言の教え1・2
松田麻美子著（グスコー出版）

同じく松田麻美子氏による、あなたを健康へと導く、日々の言葉として、健康に関する31の名言・至言をまとめたカレンダーです。

世界的な偉人や賢者たちからの言葉には、深い洞察が込められています。

アインシュタイン、ポール・マッカートニー、シェイクスピア、哲学者、医学博士などが、真の健康を伝えます。

「人々はあらゆる場所で自らのナイフとフォークを使って無意識のうちに自殺行為を行っている。人々はこのようにして不適切な食生活がもたらす病気によって死に至るのだ」ルキウス・セネカ（哲学者）

「悪い枝に斧を向ける人が1000人いても、根っこに斧を向ける人は1人しかいない」ヘンリー・ソロー（思想家）

「おいしいものは消化器官を腐らせる」ウイリアム・シェイクスピア（劇作家）

「間違った食べ方をしていたら、どんな医者であろうと治せない。しかし、正しく食べていたら医者はいらない」ヴィクター・ロッシーニ（医学博士）

「この世の中で、人間の健康と寿命に最も役立つものは〝ベジタリアン〟の食事である」

アルバート・アインシュタイン（物理学者）

日めくりタイプなので毎日、新鮮なメッセージが受けられます。

野生の還元力で体のサビを取る

中山栄基著（風雲舎）

ミネラル研究家である中山栄基氏は長年にわたり、化学物質の有毒性調査に携わってきた毒物研究の第一人者です。

長年の毒性研究から化学物質の猛威に気付き、還元物質の研究によって、野生の植物を焼いて灰にして、さらに高温で加熱処理して、酸素を徹底的に取り除きマグマ化させたものを「植物マグマ」と命名しました。

このミネラルバランスこそ、生命力を引き出すものであり、その野生の還元力は、医療や食の安全を求める現場で目覚ましい成果を上げています。

身体の「酸化」とその対極にある「還元力」についてや、酸化を抑制するにはどうしたらよいのか？

自然の原則では、植物の栄養素を摂り入れて還元力を補うということになり、その栄養素がミネラルであるということです。

酸化した身体、または酸化しやすくなってしまった身体に強い還元力を取り戻すことが大事なのだと書かれています。

私は手術後にミネラルの補給は欠かさずに行いました。

ミネラル補給の加工商品は様々な種類のものがありますが、いろいろと試した結果、私はミネラルの濃縮還元水を選びました。

その中でも、この本で取り上げられているミネラル「植物マグマ」が一番自分に合いました。

いのちのことば　心の道しるべ137
佐藤初女著（東邦出版）

佐藤初女氏は日本の福祉活動家であり、教育者です。

１９９2年より青森県の岩木山山麓に「森のイスキア」という悩みや問題を抱え込んだ人たちを受け入れ、痛みを分かち合う癒しの場を主宰しています。

素朴な素材の味をそのままにいただく「食」の見直しにより、身体から心の問題も改善していくことができると訴えています。

この著書は、佐藤初女氏が「いのちのことば」として残された言葉の数々です。

その第1章「食はいのち、食は生き方」について。この章には、食の基本的なことが書かれています。食材や手間のかけ方、食べるもの、食べたものへの感謝の気持ち。

食べたものによって、自分の身体や心が形成されていること、正しい食事をすることで自分の心も身体も形成されていること。

「ごはんは、いのちの源です」

「子供たちには本物を食べさせてあげてほしい」

食べること以外にも、とても参考になることが書かれています。生きる元気をもらえる本です。

私は「森のイスキア」で佐藤初女さんにお会いした時にいろいろと質問させていただ

きました。もっとも記憶に残っているのは「今までに一番楽しかったことや嬉しかったこと」について伺った時のことです。

その質問に「そ～ね～、自分と通じる人に出会えた時ね」と答えてくださいました。

こんなに深い言葉をさらっと言えることに驚いたのを思い出します。

小児科医からのアドバイス1～3「自然流育児のすすめ」「自然流生活のすすめ」「自然流食育のすすめ」

真弓定夫著（地湧社）

真弓定夫氏は日本一薬を出さない小児科医として知られています。

「人間も自然の一部である」ということを提唱し、「自然流の子育て」「自然との共存」などに関する著者も多数出版してます。

育児、食生活、健康、伝統文化、生活習慣、人と自然とのかかわりについて、日本の昔から引き継がれてきたものが、今、崩壊の危機にあること。そしてそれは、子供の頃からの食や教育が影響していること。水、大気（空気）、土、火についても、本質のあり方がわかりやすく書かれています。

人は自然の一部であって、自然の原理に沿って生きている動物であるという記述には非常に共感を覚えました。

子供に対しての教育書にも思えますが、私たち大人が読んでも「目から鱗」が落ち、「人の本来の生き方」について、思い知らされてしまう本です。

超寿の条件

真弓定夫著（コスモの本）

前述の真弓定夫医師の別の本です。「健康になるには自然なモノを食べる」「病気を治すのは医師ではなく本人の自然治癒力だ」「健康になるには自然な生活をする」などと唱えて、健康、食生活、伝統文化、生活習慣について、日本の伝統的な生活をする（戻す）ことで免疫力が上がり、本来の人の持つ強さが取り戻せると唱えています。

その生活習慣が詳しく、昔と今のデータを比べながらわかりやすく書かれた本です。

こちらの本も「自然との共生」「人も自然の一部」などに関することが、満載の本です。

一瞬で自分を変える法

アンソニー・ロビンズ著（三笠書房）

世界ナンバー1のカリスマコーチ、アンソニー・ロビンズの「Unlimited Power」の翻訳本。１９８６年に発刊された「Unlimited Power」は、全世界で１０００万部を超えるベストセラーです。

この本は分類すると自己啓発本になりますが、私はこの本を読んだあとに、人生観が劇的に変わりました。

「目的や目標を持って生きること」
「人の内なる力」
「成功への道筋」

このような言葉、今までは興味もなかったし、信じてもいませんでした。

しかし、1つのことがきっかけで、その先の人生までもが変わってしまうことは本当にあるのです。

病気になって、生きる元気をなくしている時に人から何を言われても、何も響かないことを経験した中で、以前に友人からプレゼントしてもらったこの本を再度読みました。プレゼントしてもらった当時に読んだ時はそれほど心にきませんでしたが、病後に改めて読んだ時は、自然に涙が出て、身体から熱いものが溢れてくるようでした。

自己啓発本については、ビジネスマンが読むものだと思っていましたが、とんでもありません。すべての状況において、人を元気にして、生きがいを見つけることに活用できる本であると気付かされました。

私はこの本のおかげで、絶望の中、目的や目標を持って生きることができるようになりました。

やる気のスイッチ！実践セミナー
山崎拓巳著（サンクチュアリ出版）

山崎拓巳氏は、現在までに50冊超、累計１５０万部のベストセラー作家であり起業家です。その数々の著書は、日本のみならずアメリカ、香港、台湾、韓国、中国のほか、海外で広く翻訳出版されています。

第3章でも取り上げましたが、本書は人にやる気を気付かせてくれる、自己啓発本です。
セルフイメージを変える（上げる）
ホメオスタシス（思い込み、妄想）
スコトーマ（脳の使い方）
メンタルブロック（ネガティブを取り払う）
過去を振り返り、今の自分を見つめ直す（自分の立ち位置の確認）
がんになって、絶望感で落ち込んだり、先のことを考えられない時に、目標をもって先に進むためにはどうしたらよいのか？　がんと診断されるとどうしてもパニックに陥ります。そんな時、この物理的な心理を知ることが、目標の作り方や進み方のヒントになると思います。

生き方
稲盛和夫著（サンマーク出版）

稲盛和夫氏は、言わずと知れた大物財界人です。

本書は、世界的大企業・京セラとKDDIを創業し、日本航空の再建を実現させた「経営のカリスマ」が、その成功の礎となった「人生哲学」を語りつくした1冊です。

夢をどう描き、どう実現していくか？

人間としてもっとも大切なこととは何か？

各界の有名人たちが、座右の書として名を挙げるほどの「究極の人生論」です。

私は、がんにかかるまで「生と死」について深く考えたことがありませんでした。それが5年生存率7％未満との告知を受けて「死」について深く考えさせられたのです。と同時に「生」についても。

人は、どんな生き方をするのか？

あなたは、どんな生き方がしたいのか？

私利ではなく、利他の気持ちを持って生きることとは？

私が人の役に立てることとは？

与えられた使命は実行されているのか？

役に立てたのか？

そして最期は、こうありたい。

私は病気になって先のことを考えていたタイミングで、この本に出会いました。自分の今までの生き方を振り返らせてくれた本です。

キレイの国　東欧のおばあちゃんが教えてくれた　野菜で作る美人スープ

横山アディナ著（学陽書房）

横山アディナさんは、ルーマニア出身の料理研究家で、現在は北海道で「ほんもの料理」の料理教室やセミナー、ワークショップなどを行っています。

「ほんもの料理」は、その国の伝統料理に関係が深いといいます。どこの国でも伝統料理には、何かしらの意味があり、それは自然のサイクルに沿ってできていて、風土火水、季節の影響によって人との関係があるということです。

特に季節の料理と人との関係については、驚かされます。

夏野菜や冬野菜の成分には、人がその季節に必要なものがふんだんに含まれているのです。スープは、人の身体にも心にも優しい料理だと説得力を持って書かれています。

私もこの本にあるスープを作って食べています。

身体の中から健康的になれるレシピが満載の本です。

笑いと治癒力

ノーマン・カズンズ著(岩波書店)

ノーマン・カズンズ氏は、作家でジャーナリスト、アメリカの雑誌『サタディ・レビュウ』の元編集長でもあります。

彼はある時期、難病・膠原病の1つである硬直性脊椎炎にかかってしまいました。この病気は、発熱と激しい体の痛み、脊椎の硬直で体が動かしにくくなる病気で、現在でも病気の原因は不明であり、予防法、治療方法も確立されていません。しかし、彼はわずか数か月後に症状が改善し再び仕事に戻ることができました。

著者が不治の病を「笑い」によって克服した自らの体験談をもとに、人間の自然治癒力の可能性と、笑いやユーモアが生きる意欲を起こさせ、奇跡を起こしてしまうことについて言及しています。

発病後、彼は投薬療法を行い、多種の投薬による身体の様々な反応によって、痛み、じん麻疹、発熱が起こりました。しかし医師の言うままに投薬療法を続けた結果、鎮痛剤、抗炎症剤などの薬漬けにされてしまったとのことです。結果的に病状はよくならず、違う治療法を模索して「笑い」にたどり着きました。

聖書に「楽しい心は医師と同じ働きをする」と書かれていることを例に、ユーモアが人間の精神と肉体の内部でどんな作用をするのかについて検証しています。自身でいろいろと試した結果、笑いで痛みが和らいだことなど、笑いによる治癒について、様々な体験談が書かれている1冊です。

今日が人生最後の日だと思って生きなさい

小澤竹俊著（アスコム）

小澤竹俊氏は東京都出身の医師です。東京慈恵会医科大学医学部卒、救命救急センター、農村医療に従事したあとに横浜甦生病院ホスピス病棟の病棟長となっています。2006年、めぐみ在宅クリニックを開院して、これまでに2800人以上の患者さんを看取ってきた在宅医療のプロフェッショナルでもあります。

私は、ガンジーの残した
「明日、死ぬと思って生きなさい」

「永遠に生きると思って学びなさい」

という言葉が大好きです。

本のタイトルが、ガンジーの言葉に似ていたことで、書店で目につき、この本に出会えたのかもしれません。

著者が医師として数千人の患者を看取った経験から、人生の最終段階で医療に携わり、苦しみに向き合う患者さんに対し、逃げ出したくなった経験がある一方で、この仕事がとても魅力的だと思っていることなどが書かれています。

患者さんが苦しみの中で、自分の生きてきた意味や自分を支えてくれているものの存在に気付き、いのちを輝かせるのを何度も目の当たりにしてます。

「人生最後の時」にかかわってきた経験からくるアドバイスは、死に向き合わざるを得ないがん患者にとって非常に貴重です。

幸せはあなたの心が決める

渡辺和子著（ＰＨＰ研究所）

マザー・テレサの通訳も務めた、シスターでノートルダム清心女子学園理事長でもあった渡辺和子さんの言葉の数々です。

この本には、人の生き方や物の考え方や受け入れ方は人によって様々であることが書かれています。他人の言った言葉の受け入れ方について、心の広い人とそうでない人との違いがよく書かれています。

最後に「自分に起こるすべてを恵みとして生きる」とあります。日々遭遇することが、どんなに思いがけないことであっても、それは新しいことを学ぶチャンス、という意味なのだそうです。

がんという思いもよらない事態に遭遇して、落ち込んでいた私はとても感銘を受けました。読み終わったあとは、これからの人生観が変わるのではと思わせてくれる、そんな本です。

がんになったら、何を食べたらいいの？
――医者が教えてくれない「がんの栄養学」

小林びんせい著（自由国民社）

小林びんせいさんは、ナチュロパス（ナチュラルドクター）です。

日本にWHO基準の自然療法を伝えようと、医師と連携を取りながら、自己治癒力を最大に発揮できるよう、患者それぞれに合ったがんの自然療法と栄養指導を行っています。

本書は、がん治療の現状やがん患者の食事について、海外の「がん治療」と日本の「がん治療」の違いを紹介しながら、「がんの栄養学」や「栄養療法」という視点から書かれています。

「食でがんを治す」が理論的に書かれている本です。

がんの嫌がる食事

丁 宗鐵著（創英社／三省堂書店）

丁 宗鐵氏は医学博士、漢方医学者で、現在は日本薬科大学の学長です。

専門分野は漢方による難病治療、がんの免疫療法、サプリメント・機能性食品、抗加齢療法、統合医療学。

「がんには個性がある」

「がんになりやすい体質、なりにくい体質」

「がんを作る食べ物」

「がんを育てる食事のとり方」

「がんが食べさせる食品リスト」

「がんが喜ぶ生活環境」

がんにならないようにするためには、何をすればいいのか？

がんになりにくい体質を作るにはどうしたらいいのか？

著者が55歳の時に行ったライフスタイルの見直しの経験が、自身が医者として患者に向き合うための大きな財産になったとのこと。

がんを克服できれば、人生をよくしてくれる病気であると説いています。

本書は、がんになりにくい生活習慣、がんの好む食事、がんの嫌がる食事をわかりやすく伝えている本です。

がんが消えていく生き方

船戸崇史著（ユサブル）

船戸崇史氏は、医師で専門は消化器腫瘍外科です。自らも腎臓がんを患い、摘出手術を行っています。

再発防止のために食事の改善を始め、あらゆる方法を試してみた結果わかった、効果のある補完代替療法や再発防止に必要な生活習慣の改善について書かれています。

がん医療に数十年にわたって携わってきた著者が選んだ「がんに克つ5つの生活習慣」、それこそが免疫力を強化し、再発しない身体を作ると説いています。

がん治療の専門医で、自らも「がんサバイバー」である船戸先生だからこそ言える言葉には、ずっしりと重みを感じます。

ストレスをすっきり消し去る71の技術

加藤史子著（東洋経済新報社）

加藤史子さんは、メンタルトレーナーです。自身がストレスから病気になり、身体症状と心の苦しさに悩んだことから、ストレスを軽減し、心を立て直すために心理学を学びます。

本書は、仕事や人間関係で辛くなった時に読む本として、自身が実際に試して効果の合った方法を、誰でも簡単にすぐに実践できるように紹介しています。

8つの章で構成されている本書は、ストレスを感じている人、そしてストレスで悩む部下や後輩を持つ人などにとって、とても参考になると思います。

がんの治癒に向けてもストレスは大敵。家庭や復帰した職場でのストレスを軽減するために役に立ちます。私もとても参考になりました。

老けない人の免疫力

安保 徹著（青春出版社）

安保 徹氏は、医学博士で世界的免疫学者です。専門は免疫学。新潟大学大学院医歯学総合研究所名誉教授。日本自律神経病研究会終身名誉理事長。青森県出身。2016年死去しました。

1980年、「ヒトNK細胞抗原CD57に対するモノクローナル抗体」を作製。

1989年、胸腺外分化T細胞を発見。

1996年、白血球の自律神経支配のメカニズムを解明。

2000年、胃潰瘍の原因が胃酸であるとの定説を覆して注目される。

などの実績があります。

この著書のまえがきに、こんな言葉があります。

「私は〝健やかな老い〟というものを信じています。それは『歳をとったらとったなりに』という先細りの生き方ではなく、『歳をとろうが変わりなく』という末広がりの生き方です」。

「『自然な生き方に身をゆだねて、いくつになっても正常な免疫力を保ち、若々しくはつらつとして毎日を過ごしていただきたい』という願いを込めて、本書を書きました」と本文中にあります。

免疫力を高めるためのよい食べ方、気持ちの持ち方など、身体が喜ぶ生活習慣を世界的免疫学者がやさしく教えてくれます。

ガンが逃げ出す生き方

安保 徹・石原結實著（講談社）

免疫学と血液学の権威による共同研究の書です。

2人の医師がお互いを尊重し合いながら、お互いの専門分野のことをわかりやすい対論形式で、命を活かす健康術や末期がんが治癒した実例などが書かれています。

「100歳まで元気は簡単」
「医学常識は非常識」
「人ががんになるメカニズム」

「がんが逃げ出す免疫学・血液学」

「がんが逃げ出す食事法」

「がんが逃げ出す日常生活」

「がんは自分で治せる」

この7つの章からなる本書は、がん患者にとって、どのように生活すべきかなど、非常に参考になる内容が満載の1冊です。

「がんは心の病気であり、ストレスこそが、がんの最大の原因である」との考えから「ストレスをなくせば、がんは自分で治すことが出来る」といいます。

最終章のがん予防のための「安保式生活術」「石原式生活術」は日常の生活で簡単に取り入れられるもので、必見です。

がんで余命ゼロと言われた私の死なない食事
神尾哲男著（幻冬舎）

神尾哲男氏は、料理研究家で群馬県内を中心にキャリアを重ねますが、2003年に末期ステージⅣの前立腺がんが判明します。骨とリンパ節への転移も判明し、医者からは「なぜ生きていられるのか？　死んでいてもおかしくない」と驚かれます。

本業がフランス料理のシェフであったので、死なずにずっと生き続けていることから「奇跡のシェフ」とも呼ばれていました。

神尾氏が頼ったのは、生きるエネルギーの源、「食」の持つパワーでした。

14年間、食事の力で末期がんを抑えていました。

「人の身体は、その人が食べたものでできている。そして、身体の大部分の細胞は、それぞれ一定の期間ごとに新陳代謝を繰り返している。ならば食事の徹底的な改善が、がん細胞の勢いを抑え、健全な細胞たちを元気にし、命の日延べにつながる可能性もあるのでは？」

との思いから、食事で命のリセットに挑戦したようです。

現在、市場で販売されている食材についてのことや、その食材をどのように調理すればよいのか？

そんな事細かなことも書かれています。

私はこの本は「がん」だけではなく、すべての病気の治癒にも通用する「食」の参考書だと思っています。

「ガン・治る法則」12ケ条
川竹文夫著（三五館）

川竹文夫氏は、元NHKのディレクターです。90年腎臓がんの発病をきっかけに、がん自然治癒に関する調査研究を開始。92年、NHKスペシャル『人間はなぜ治るのか』を制作されました。

95年には『幸せはガンがくれた—心が治した12人の記録』（創元社）を刊行されています。

そして、その翌年に「がんの患者学研究所」を設立されています。

現在は、玄米菜食でがんを治した体験に基づくセミナーや講演会を全国で行っています。

この本は、がんに関する疑問や質問などがQ＆A形式で書かれています。これが知りたかった、これが聞きたかったと思える情報が満載の著書です。

ヒポクラテスの言葉と一致する「自然治癒力」について、詳しく書かれています。

「治る力は、自分の内にある」のです。

病気にならない人は知っている

ケヴィン・トルドー著（幻冬舎）

ケヴィン・トルドーは1963年、米国マサチューセッツ州生まれ、消費者保護の立場で闘う活動家として全米で注目されています。

二十歳代に財を成すも、いくつかの挫折を経験し、その反省から健康と医療に対する強い信念とともに再出発した経歴の持ち主です。

インフォマーシャルというテレビを使った番組による商品販売で大成功をおさめます。その一方で、提唱する「自然治癒」の方法や関連商品が、巨大企業に不利益をもたらすとして、批判にさらされますが、政府機関や巨大企業の嘘をあばく急先鋒として、全米で圧倒的な支持を受けています。

「人間は本来120歳まで生きられる」

「野生動物には心臓発作もガンもない」

「医者と薬とファーストフードを今すぐやめろ！」

などと衝撃的な発言が多々書かれている本書は、全米で900万部を超える記録的なベストセラーとなっています。

「私はこうして自然療法と出会った」

「なぜ私たちは病気になるのか」

「二度と病気にならないために」

「なぜ私たちは太るのか」

「食品成分表示の本当の読み方」

「あなたの病気に対する『自然療法』」

「国民の健康を食い物にする大企業」

「病気にならないために知っておくべきこと」

米国人の健康観を変えたダイナマイト本として、日本に上陸した本で、私たちが読んでも参考になる情報が盛りこまれています。

特に最終章のQ&Aは、とても参考になります。

この本も内容が盛りだくさんの1冊です。

「がん」になったら、私はこの代替医療を選択する

安藤由朗著（現代書林）

安藤由朗氏は九州大学医学部附属病院、福岡日赤病院、国立九州がんセンター勤務を経て、安藤整形外科を継承した医師です。現在はがん、リウマチ、アレルギー疾患、生活習慣病などの疾患について食育を踏まえ、患者の指導にあたっています。

元国立九州がんセンター医師が、西洋医学の限界を痛感し、現在は、食事療法、水、サプリメント、ワクチンなどを組み合わせた代替医療に取り組み、その治療の成果を実例に基づきながら詳しく説明しています。

人間の基本となるライフスタイルを改善することで自身の免疫力をアップさせ、結果的に自然治癒力を高めてがんを治していく。

現代治療の抗がん剤治療や放射線治療には、強い副作用があり、身体がボロボロになっ

てしまい、逆に患者が死期を早めてしまうことも珍しくないという。

本書は、人間の身体にダメージを与えず、生活環境をほとんど変えない自然なアプローチで、恐るべきがんに打ち克つための様々な代替医療の治療法が紹介されています。

そして、がんサバイバー6人の体験談も紹介されていて、非常に参考になります。

ガン　絶望から復活した15人

中山 武著（草思社）

中山 武氏はがんサバイバーで、1981年、50歳の時に胃がんを患いながら、玄米菜食でがんを退縮させた経歴の持ち主です。

3年後に胃がんが再発してしまって摘出手術を受けています。

それは、私と同じ「スキルス性の胃がん」で手術後も「6ヵ月以内に必ず再発、助かる確率は3万人に1人」と宣告されました。

しかし、「心の改善」でストレスを解消し、徹底した食事療法を行い、今日まで再発はありません。

１９９０年にがん患者の会「いずみの会」を発足。１９９９年にＮＰＯ法人化にともない理事長就任。現在は日本ホリスティック医学協会理事を務めています。

「復活への道筋が見えてくる」

「ステージ3、ステージ4のガンでも克服できる」

会員数８００名余のガン患者の会「いずみの会」の15人が、「心の改善」「食事の改善」「運動」の3本柱でがんを治した体験記です。

「手術できない4期ガンから生還」

「六センチのガンが消えた！」

「心の転換に徹して肝臓ガン転移を克服」

「ストレスをなくしただけで激痛もガンも消滅」

「噛んで噛んで、噛みまくり」

「ガンが枯死！驚異の尿療法」

「五年生存率二〇パーセントから十一年」

「三度のガン、三度の手術を乗り越えて」

「家族の愛情でガンの恐怖を克服」
「B型肝炎も治った！」ほか
15人のがんサバイバーが実際に行った体験談なので、「それが知りたかったんだ」というヒントと勇気をもらえる1冊だと思います。

体温を上げると健康になる
齋藤真嗣著（サンマーク出版）

齋藤真嗣氏は、日米欧のアンチエイジング専門医・認定医の資格を持つ医師です。2008年9月よりニューヨークのマンハッタン五番街にクリニックを開設。日本とアメリカを行き来しながらエイジング・マネジメントの普及に努めています。

近年、平熱が36度以下という低体温の人が増えていますが、そのような折、「体温が1度下がると免疫力は30％低下する」と警鐘を鳴らす本書の著者である齋藤真嗣医師。

低体温になってしまう、そもそもの原因は「ストレス」にあると言います。そして自律神経やホルモンのバランスが崩れ、血液の流れが悪くなってしまい、免疫システム機能も低下してしまいます。

がん細胞は体温が35度台の低体温時に最も活発になるということが分かっています。

齋藤医師は1日1回、体温を1度上げることを推奨し、体温を恒常的に上げていくことで健康な体を手に入れることができると提唱しているのです。

では、どうしたら体温を上げることができるのか。

それは「筋肉を鍛えることで基礎代謝量が増え、平熱が上がっていく」のだと言います。「体温アップ健康法」と名付けられたこの方法を実践すれば、「病気の人は健康に、体調のすぐれない人は元気に、健康な人はより美しく」なれると言われています。

これまでの常識を打ち破る「体温を上げて健康になる方法」は再発防止に非常に参考になると思います。

がんが自然に治る生き方

ケリー・ターナー著（プレジデント社）

著者は腫瘍内科学領域の研究者です。学士号を取得したハーバード大学時代に統合医療に関心を持ち、カリフォルニア大学バークレー校にて博士号を取得しました。

博士論文研究では奇跡的な回復を遂げた1000件以上の症例報告論文を分析し、1年間かけて世界10カ国へ出かけ、奇跡的な生還を遂げたがん患者と代替治療者を対象に、治癒に至る過程についてのインタビューを行っています。

本書はそこから得られた知見を患者や家族、そして健やかに生きたいすべての人のためにわかりやすくまとめた書籍です。

末期がんから自力で生還した人たちが実践している9つのこと、その9項目とは次の通り。

- 抜本的に食事を変える
- 治療法は自分で決める
- 直感に従う
- ハーブとサプリメントの力を借りる
- 抑圧された感情を解き放つ
- より前向きに生きる
- 周囲の人の支えを受け入れる

- 自分の魂と深くつながる
- 「どうしても生きたい理由」を持つ

この9項目に順位はないとのことです。

著者が話を聞いた劇的寛解の経験者はほぼ全員が、程度の差はあれ9項目ほぼすべてを実践していたのです。

私もこの9項目をすべて実践していました。そして、今があります。

この本は、がん関係者必見の1冊です。

おわりに

この本を最後までお読み頂きありがとうございます。

私が行った「がん治療」は、本当に極めてシンプルなことだったのだということを、最近になって感じています。

「抗がん剤治療」を受けなかったことなど、賛否両論あると思いますが、私は医師でも学識者でもありません。あくまでも、ごく普通の一般人が行った「がん治療」のほんの一例だということで、ご理解いただけると幸いです。

今は「がんは2人に1人がなる病気」とまで言われています。誰でも「検査の結果、がんでした」と、いつ告知されるかもしれない。いつ、そう言われてもよいという覚悟を持つことが、必要な時代になってきたのかもしれません。

私は「がん」とは「生活習慣病」だと考えています。なので「ライフスタイル」を変えなければ、この病気の餌食になってしまうと思ったのです。

時代は進化していても「決定的な、がんの治療法」は、いまだありません。それは、「がん」という病名は同じでも、それぞれ同じ「がん」ではないということなのでしょうか？

「十人十色」

すべての人がそれぞれに原因や種類が違うからなのだと思います。

「がん」イコール「死に近い病気」

そうとらえた私は、命懸けで「がん」と対峙してきました。「がん」は、寝ていれば治るような病気などではありません。「がん」を抑えるために何かをしなければいけないと思ったのです。

そして行ったのが食事とメンタルの改善でした。食事を人生の楽しみの1つとしておきえの方にとっては、耳障りに思われるかもしれません。

私も以前のように元気な身体であれば、「食事制限なんかして、つまらない」とか「好きなものが食べられないなんてありえない」などと感じていたと思います。

しかし、私はがんになり、自分でこの道を選びました。この「チャレンジ」がうまくいった最大の理由は、自分で治療法を決めたこと。そして、それを信じて、諦めずに行ったことだったのだと思っています。

今でも生きているからこそ、それを伝えられることに幸せを感じています。

「がん」を告知されても、人生を諦めないでください。今までの人生との切り替えのタイミングなのだと思い、これからの人生を自分らしく、常に自分自身と向き合いながら生きていくことを考えてみてはいかがでしょうか？　その時、「がん」という病気を患ったからこそ、見えなかったものが見えてくるかもしれません。

最後に本書の出版に際し、私の行ったことを理解して下さり、多くの方に伝えるためにご尽力してくださったユサブルの松本さん、そして編集にかかわってくださったスタッフの方々、本書を完成させていただき、本当にありがとうございました。

心より感謝を申し上げます。